疲れがとれない原因は副腎が9割

御川安仁著
Yasuhiro Mikawa

JN073150

Forest
2545
Shinsyo

はじめに

寝ても寝ても疲れがとれない。

慢性的な疲れを抱えて、今日も働き盛りの男女が私のクリニックを訪れます。そして誰もがこういうのです。

「年のせいだと思うのですが……」

いいえ、年のせいではありません。みなさんはある共通した状態になっているだけです。

副腎疲労症候群。

実はかなり多くの日本人が、この副腎疲労症候群（以下、副腎疲労）による慢性的な疲労に悩まされています。

これは、一日寝れば解消するような「急性の疲労」ではありません。どれほど寝てもひどい疲労感が続き、最後は動けなくなることもあります。

現在私は、東京・四ツ谷で統合医療を提供するクリニックを開設しています。当院を訪れる患者さんにもっとも多いのが、慢性疲労の訴えなのです。

そもそも私自身が、かつて救急外来の医師として休みなく働いていた頃、燃え尽きて、同じような症状になった経験がありました。そこから慢性疲労の改善に真剣に取り組むようになったのです。

慢性疲労は、標準医療（現代医療）では実態がつかみにくく、効果的な解決策が示されないままでした。病院では、「加齢が原因」「自律神経失調症」「気のせい」「更年期」「原因不明」「寝れば治る」といわれることが多いと思います。

しかし、私が行なっている統合医療の観点から見ると、慢性疲労は副腎が大きな鍵を握っており、副腎を元気にすれば回復することがわかっています。そのためには、脳、腸、細胞など、体全体を見ていく必要があります。

　この本では、副腎疲労の原因と対策を、栄養や健康法などを織り交ぜながら、わかりやすくお伝えしていきます。できるところから取り組むことで、元気を取り戻し、予防してもらえると思います。

　そして、副腎疲労を知ることで、人体の完璧なメカニズムと、人が持つ限りない可能性を感じていただけることを願っています。

　すべての人が、自分らしく充実した人生を送れるように、ヒントになれば幸いです。

御川安仁

第2章 免疫のカギを握る「腸」を整える

第3章 人体の司令塔「脳」の機能を正常化する

第4章 細胞内の「ミトコンドリア」を活性化させて生命力を上げる

第5章 「栄養」で副腎疲労を改善する!

第6章 副腎疲労をきっかけに生き方を見つめ直す

序　章

寝ても
疲れがとれない
「副腎疲労」

香川さん、疲労がとれずクリニックを訪れる

ＩＴ企業でプロジェクトチームを束ねる香川さん、47歳。近頃、終わりのない仕事に疲れ果てていた。

間違いが許されず、気が休まることがないシステム開発。業務は多岐に渡り、いつも納期に追われている。また、チームマネージャーとして人間関係で悩むこともよくあった。

そんな香川さんがクリニックを訪れたのは、ここ最近疲れがひどく、職場に行くのもつらいと感じ始めたからだった。

「年のせいだと思うのですが……」

そう香川さんは切り出した。

「寝ても寝ても疲れがとれないんです。スタミナも足りなくて」

それを聞いたドクターは、検査の数値を見ながら怪訝そうにいった。

「そんなに疲れているなら、コルチゾール値はもっと低くてもいいはずです。しかし、香川さんの場合、午前中の数値が異常に高いんですよ。朝、何か特別なことをしていますか」

「特に何も……。そういえば、朝はやる気がまったく出ないので、就業前にエナジードリンクを一本飲んで気合を入れてます」

「なるほど」

確信したドクターはいった。

「香川さんは、副腎疲労の可能性がありますね」

○聴き慣れない「副腎疲労」実はよくある症状

寝ても寝ても疲れがとれない、やる気が出ない。この本の先導役である香川さんは、慢性疲労を抱えて私のクリニックに訪れる方々の典型例です。ドクターは、香川さんに「副腎疲労なのではないか」と告げました。これも、私のクリニックではよくある光景です。

副腎疲労は病気ではありませんが、慢性的に疲れている人によく見られる状態です。

左のグラフは、香川さんのモデルとなった男性の唾液中のコルチゾール検査の結果です。二本の点線で囲まれた範囲が基準値です。

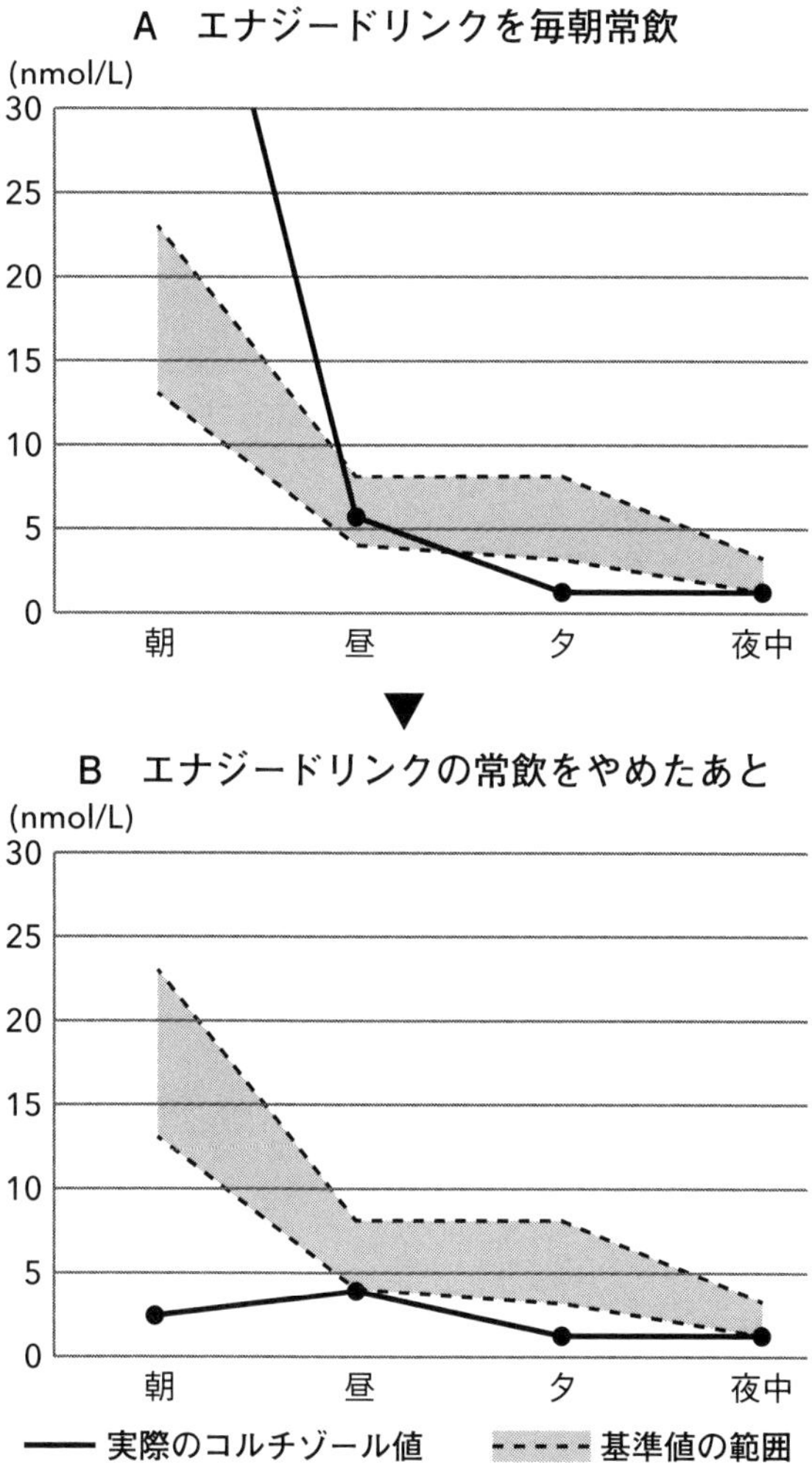

唾液中コルチゾール検査（日内変動）

Aはエナジードリンクを常飲していたときのコルチゾール値です。エナジードリンクには、カフェインが何百ミリグラムも入っているので、無理に元気な状態をつくり出します。それにより、朝のコルチゾール値が飛びぬけて高くなるのです。そこで、エナジードリンクの常飲をやめてもらうと、Bのコルチゾール値になりました。Bが、この人本来のコルチゾール値であり、典型的な副腎疲労の数値といえます。

このように、副腎疲労が進行すると、朝のコルチゾール値が基準値を大きく下回ってしまうのです。

○365日働き詰めのドクターが副腎疲労に

「副腎疲労」という言葉は、皆さんには聞き慣れないかもしれません。

しかし、私は副腎疲労に早くから注目し、患者さんに対応してきました。なぜ、私がこの症状を探究し始めたのかについてお話ししたいと思います。

約十年前のことです。

30代後半～40代前半だった私は、東京・埼玉の医療センターや高知の総合病院で、救急医、集中治療医として勤務していました。

救急外来は、事故や急病で、命にかかわる患者さんが昼夜の別なく運び込まれ、適切な処置が求められます。

当時の私は、知識も経験もキャリアを重ねることで厚みが増し、救急医療にやりがいを感じていました。

夜の当直でも、遠くから救急車のサイレン音が近づいてくると、アドレナリンが全開し、「今からやるぞ！」とやる気がみなぎってくるのです。

また、病院では麻酔科医が少なかったので、夜の緊急手術はすべて私が担当していました。緊急連絡用のＰＨＳを持たされ、３６５日、自宅でも病院でも、夜の緊急手術に待機することになりました。

そして、集中治療のケア、一般病棟の管理も担当。さらに「栄養外来」を開いて、日中は診療も行なっていました。

私は、休む間もない医師としての日々に、心から充実感をおぼえていました。

しかしあるときから、夜の当直中に、救急車のサイレンが聞こえてくると、なぜか苦痛を覚えるようになってきたのです。

「おかしい。今までは夜の当直が大好きだったはずなのに」

次第に、夜だけでなく、朝起きて仕事に行くことも苦痛になってきました。

朝も夜も体がしんどく、「自分は怠け者になってしまったのではないか」と、自らを責めるようになっていたのです。

一方、担当していた栄養外来では、やる気が出ない、朝がつらい、怠け者になったように感じるという患者さんが非常に多くなっていました。みなさん揃《そろ》って、コルチゾールの値が基準値よりも低い状態です。こうしたデータを元に、私は「**副腎疲労**ですね」と診断を下していました。

そしてふと、診察室で気づきました。

「あれ？　自分も同じ症状なのでは？」

気づいたら、私自身が副腎疲労になっていたのです。

○ 働き盛りが燃え尽きた時に引き起こされる

副腎疲労とは、「副腎」という臓器が酷使され、疲れてしまう症状です。子供から高齢者まで幅広く見られる症状ですが、もっとも多いのが30～40代の働き盛り。

50代以降もけっして少なくありません。

働きすぎて燃え尽き、「何もしたくない」「気が済むまで眠りたい」と、動けなくなります。しかし日本人は真面目《まじめ》なので、そんな自分を「怠け者」だと責めてしまうのです。


副腎は、元気の素《もと》になるホルモン「コルチゾール」を分泌し、パワーを出す役割があります。

コルチゾールは、早朝をピークに、もっとも多く分泌されます。朝、私たちが元気に起きられるのはコルチゾールのおかげです。やがてコルチゾールの分泌量は、昼にかけて、なだらかに減少します。

そして、夕方から夜になると、コルチゾールはほとんど分泌されなくなります。

朝にしっかりコルチゾールが出て、夜になってその分泌量が下がれば、夜にぐっすり眠ることができます。人間の体は、朝起きて、夜には休息するように機能しているのです。

しかし、副腎からコルチゾールが分泌されなくなると、やる気がなくなり、疲れが慢性化して、常にバテた状態になります。休日だけでなく平日も起きられなくなり、仕事も家事も何もかも手につかなくなるのです。

「年のせいで疲れる」と思っている人は多いのですが、年のせいではありません。「副腎疲労」はれっきとした「症状」なのです。

○ さまざまな要因がからむ副腎疲労

さて、自分も副腎疲労だと気づいた私の場合はどうであったか。

実は、男性ホルモンもコルチゾールも、患者さんたちよりかなり低い数値が出ていました。

さらに私には便秘症状もあり、腸内環境も最悪な状態でした。当直室には山のようにカップラーメンが備蓄され、時間がないからと、いつもそればかりを食べていたからです。

実は副腎疲労には、腸内環境も関係しています。私の体は、食事の内容が悪いために、腸の病気であるリーキーガット症候群（腸漏れ症候群）も併発し、あちこちに炎症を起こしていました。

コルチゾールは体の炎症を抑えるためにも働きます。つまり、働きすぎや炎症などの複数の要因で、私の副腎はコルチゾールを分泌し続け、疲れきっていたのです。

「このままではまずい」

そう思った私は、病院と交渉し、まず一年間、当直の担当を外してもらいました。

夜の仕事を休むと、かなり体力が回復してくるのを実感できました。

そして、食事の改善やストレスケアと同時に、「栄養療法」や「アーユルヴェーダ」「瞑想」なども行ない、できることは何でも実践しました。

それまでは、「こういう治療をすれば良くなるだろう」と予測を立てて患者さんを治療していましたが、今度は自らに治療をしていったのです。自分自身を完治させたことは貴重な臨床経験となり、その後の患者さんへの治療にも確かな自信となりました。

○副腎疲労を機に生き方の見直しを

健康な状態を100点とするなら、救急外来で運ばれてくる重篤な患者さんは、健康レベルが20～30点まで落ちているようなものです。

ここまでになってしまうと、医師が治療し、本人が頑張っても、60～70点くらいまでしか回復させることができません。

そうであるならば、**私が医師としてできることは何だろう。**結論はシンプルです。

患者さんが病院に来ないようにすること。

つまり予防医学が大切なのです。

平成十七年、私は薬に頼らざるを得ない現代医療以外にも可能性を求め、現代医療と共存できる「補完代替医療」を模索し始めました。

補完代替医療とは、たとえば鍼灸《しんきゅう》や漢方、オイルマッサージ、タラソテラピー、アロマなど、多種多様な方法のことです。

その一つに「アーユルヴェーダ」があります。アーユルヴェーダとは、サンスクリット語で「生命の科学」を意味する、世界最古のインド伝統医学です。

アーユルヴェーダが教えるのは、**「地球や自然とバランスをとりながら生きる」**ということ。

バランスをとることは、副腎疲労の治療においてとても重要です。バランスの良い食事や生活は、コルチゾールの過剰な分泌を防ぐことにつながります。

そして、副腎疲労の改善に寄与するのが「栄養療法」です。

もともと集中治療医でもある私は、集中治療室（ＩＣＵ）において、重篤な患者さんに、「薬理学的な栄養（Pharmacological Nutrition）」や「免疫的栄養（Immunological nutrition）」を用いて、さまざまな重症病態を20年にわたり治療してきました。

さらに私は、最近日本で注目され始めている、「分子整合栄養医学（オーソモレキュラーともいう）」も、副腎疲労を含めた治療の一軸に据えています。

分子整合栄養医学は、１９６０年代のアメリカで提唱されるようになったメソッドです。
慢性疾患は、体内の栄養素バランスの乱れが引き起こします。そこで、栄養素の体内濃度を正しく調節すれば、体の機能が正常化し、さまざまな病気が治ります。これが分子整合栄養医学の考え方です。

こうして「現代医学」「栄養療法」「アーユルヴェーダ」「その他の民間療法」、それぞれがもつ良さをとり入れて、私は**「ハイブリッド栄養医学」**(商標登録申請中)を独自に作り上げました。

ハイブリッド栄養医学では、副腎疲労をもつ患者さんが来院した場合、血液検査などの「現代医学的な検査」によって体の中で起こっていることを数値で知ることができます。
私は海外の専門的な検査機関に委託して調べているため、基本的な脈拍や血圧値だけでなく、各種ホルモンや脳内神経伝達物質の分泌量、体内に蓄積した毒の量なども、詳細なデータとして把握できます。
そして現代薬のほか、サプリメントの処方や栄養指導などによって治していきます。

「栄養療法」は、食べ物を胃腸でしっかり消化、吸収してこそ意味があります。アーユルヴェーダでも、消化力が落ちると、それによって生じた未消化物が体に悪影響を与えると考えます。そこで、胃腸の消化力も重視しています。
私のクリニックではさらに、天然ハーブ療法、キレーション療法（デトックス）、遠絡療法（難治性の痛みや痺れを短期間で消滅させる理論と手技）、プラズマ療法なども用いて治療しています。

しかし、現代医療や栄養療法などの治療だけでは、充分ではありません。アーユルヴェーダが教えるように、**「日々どのように暮らしていくのか」という生活習慣**

や、「何に価値を置いて生きていくのか」といった大局的な人生観も大切です。
そこで本書では、医学的な視点に加え、生き方にも言及していきたいと思います。

第 1 章

「副腎」が疲れきってしまうメカニズム

香川さん、朝起きられなくなる

重要な仕事を任されたのは五〜六年前。当時は、戦場のような日々でも元気がみなぎっていた。それがここ二〜三年は疲労が蓄積しやる気が出ない。疲れが顕著になってきたのは朝だった。郊外から通勤する香川さんは、早朝に出発しないと混雑した電車に乗る羽目になる。それなのに最近は二度寝、三度寝は当たり前。起きられないので目当ての電車に間に合わず、一時間以上立ちっぱなしで満員電車に揺られている。そのため、会社に着く頃には疲れきっていた。

朝はエンジンがかかりにくいが、夕方からは元気が出て仕事がはかどる。帰宅しようとするメンバーにも指示を出すので相手はたまったものではない。

さらに仕事は会社のなかだけで終わらない。移動中の電車の中も帰宅後も、寝る直前までパソコンやスマホを見ている。ずっと仕事のことが頭から離れず、寝た気がしない。仕事の進捗状況が気になって眠れない日もよくある。

その反動か、週末は疲れてゴロゴロしている。「怠け者」と文句を言っていた妻も、最近は諦めて、子供たちと出かけてしまう。とりとめのない夫婦の会話は面倒くさく、性欲も減退ぎみ。香川さんは気づいていないが、夫婦のあいだには隙間風が吹き始めていた。

ドクターはいった。

「その疲労、いろんな意味で放置しないほうがいいと思いますね」

副腎のお疲れチェックリスト

次に当てはまるものはいくつありますか?

- □ 寝ても疲れがとれない
- □ 朝起きられない
- □ 会社に行くのがおっくう
- □ やる気が出ない
- □ 何もないのに悲しい
- □ 疲れすぎて夜眠れない
- □ 立っているのもつらい
- □ 便秘がひどい
- □ よく下痢をする
- □ 休日は何もしたくない
- □ 低血圧
- □ 首や背中、腰が痛い
- □ すぐスタミナが切れる
- □ 記憶力が低下した
- □ 仕事のミスが多くなった
- □ スポーツジムなどで運動するのが面倒
- □ 甘いものやコーヒー、しょっぱい食べ物がほしくなる
- □ 性欲が落ちた
- □ これまで好きだったことさえ興味がなくなる
- □ ささいなことで怒る、キレる

いくつチェックが入ったでしょうか。
5つ以上当てはまったら、副腎疲労の可能性があります。

○副腎は「元気の素」をつくる臓器

やる気や元気をもたらすコルチゾール。激減すると気力がなくなり、疲れを感じるようになります。このコルチゾールを主につくっているのが副腎です。

副腎は、腎臓の上についている小さな臓器。三角形のおにぎりのような形をしています。「副腎皮質」と「副腎髄質」の二つの構造に分かれており、コルチゾールは副腎皮質から分泌されます。

副腎はとても頑丈な臓器です。副腎に負荷がかかり始めてから明らかな副腎疲労の症状が出てくるまでには数年を要します。

体力がある時は、働きすぎたとしても一〜二日ほどしっかり眠れば疲れはとれます。しかし慢性疲労の症状が出てくると、いくら寝ても疲れがとれません。数ヵ月、

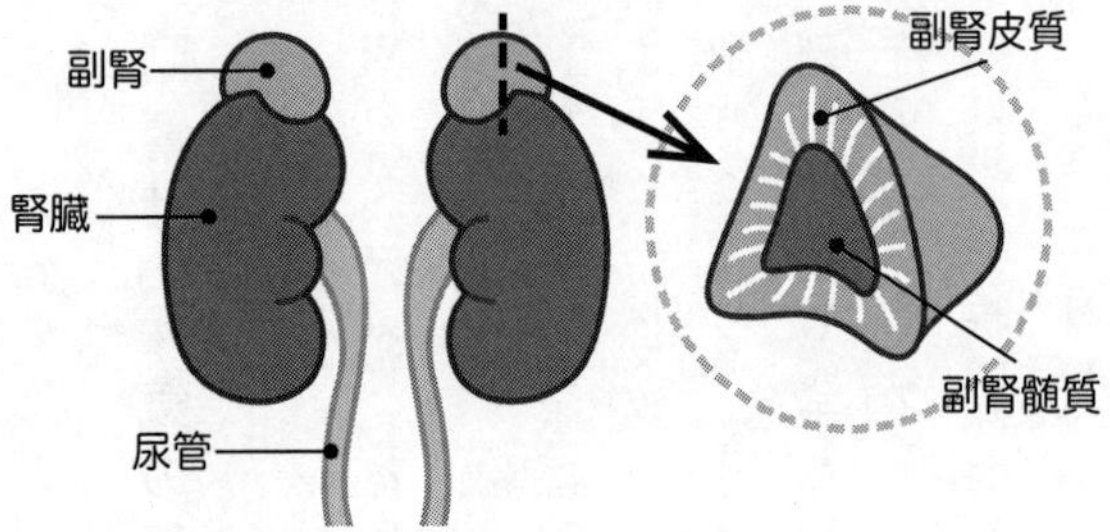

副腎は腎臓の上にある小さな臓器

数年単位で疲労が蓄積しています。

つらい症状があるにもかかわらず、病院で検査を受けても「異常なし」と診断されることが非常に多いのが副腎疲労です。「気のせいですよ」「休んでいればそのうち治ります」と、単なるストレスとして片づけられるケースがよくあります。場合によっては精神科、心療内科を紹介されてしまうこともあります。

実際、現在の医学教育においては、副腎について勉強する機会は他の臓器に比べると少なめです。副腎はめったなことで病気にならないので、内分泌の専門家でなければ、ドクターも副腎についての関心は少ないといえます。

かくいう私も、副腎に関連する病気（保険病名がついた疾患：クッシング症候群や褐色細胞腫など）は、数えるほどしか診ていません。

「副腎疲労」はストレス社会特有の症状です。そして、増加しているにもかかわらず、世間的にこの病気に対する認知が進んでいないのは、そもそも副腎の病気が少ないという背景があったからかもしれません。

○肉体にも心にもあらわれる症状

疲労感を放っておくと、さらに疲労は蓄積し、日常生活に支障が出始めます。

朝は、なかなか起きられなくなります。目覚まし時計が鳴っていても止められません。止めても二度寝、三度寝し、布団から出られないのです。人によっては目覚

 まし時計の音さえ気づきません。

仕事ではスタミナがなくなります。頭の働きが鈍くなり、当たり前にやっていた**ルーティンワークがおっくう**になったり、**新しい仕事が覚えにくくなったり**します。集中力も欠け、**仕事のミスも多くなります。**

休日も疲れて動けず、家で**ダラダラと寝ている**だけの状態になります。体は疲労困憊しているのに、**頭が興奮しすぎて眠れない**場合もあります。

副腎が疲れてくると、**嗜好が変わる**こともあります。

甘いものをあまり食べなかった男性もスイーツ好きになり、チョコレートやプリン、ケーキなどの**甘いものをほしがる**傾向が出てくるのです。その理由は、体が疲れきって、すぐにエネルギー変換される糖分を欲しがるからです。

コーヒーを愛飲する人は、飲む量が増えたりします。特にカフェインと砂糖の両方が入っていると、疲れ果てた体が興奮して、一時的に活力が蘇ります。そのため、**缶コーヒーがやめられなくなる人もいます。**

しかし効果が切れると低血糖を起こして、より疲労が蓄積する悪循環に陥ります。エナジードリンクや栄養ドリンクはさらに興奮させる力が強いので、それで何とかやる気を出す人もいます。

お酒は、飲む量が増える傾向もあれば、逆に飲めなくなる人もいます。

そして、スタミナがないので**運動ができなくなります。**

スポーツジムにも、「今日は行かなくていいや」という日が次第に増えるでしょう。「会費を払っているのだから、行かないともったいない」と思っていても、体が動かないのです。

アレルギー症状や、めまいやふらつきなどの自律神経失調症の症状が出ることもあります。疲労状態が深刻になってくると、腰痛や背痛、寝返りがうてない、トイレに行けないという場合もあります。

副腎疲労が進むと、肉体的なトラブルにとどまらず、精神的な影響も出てきます。**勝手に涙が出てきたり**、わけもなく**不安感や焦燥感にかられたり、原因不明の恐怖感**が出てきたりすることもあります。

男性の場合は**気持ちが落ち込む**ケースが多いのですが、イライラが強く出る人もいます。物事に対する許容範囲が小さくなってしまい、**怒りっぽくなる**のです。

私も、「今まであまり怒ることはなかったのに、なぜこんなささいなことで怒ってしまうんだろう」と怪訝に思っていた時期がありました。それが実は副腎疲労の典型的な症状だったわけです。

女性が副腎疲労になると、ささいなことに腹が立ち、**夫に八つ当たりする**こともあります。あるときから妻が豹変《ひょうへん》し、「自分は悪くないのに妻にキレられる」という話もよく聞きます。これは妻の性格的な問題というより、副腎疲労による慢性疲労を疑ったほうがいいでしょう。女性は女性ホルモン（エストロゲン）の影響を受けるので、それも加わり、感情的な波が大きくなる傾向があります。

○原因と対策──栄養、ミトコンドリア、腸、脳

副腎疲労は三段階で考えることができます。

第一段階は副腎疲労の初期です。ストレスに対処しようと常にコルチゾールが出続けます。**肉体的にも精神的にもハイになり、仕事が充実しているように感じます。**

第二段階になると、疲れが出て、風邪をひきやすくなったり、アレルギーが出や

すくなったりします。肩こり、腰痛、背痛を感じ始めます。

第三段階、最後は疲れ果て、動けなくなります。

頑張れなくなると、日本人は「怠け心が強くなってしまった」と自分を責めがちですが、こういうときこそ副腎疲労を疑ったほうがいいでしょう。

副腎疲労の主な原因は、「休息の不足」「過剰なストレス」「忙しい生活」「バランスのとれていない食習慣」です。こうした生活が何年も積み重なると、腸内環境は悪化し、栄養素不足や免疫力の低下を引き起こします。

さらに、さまざまな炎症を放置したままにすると、副腎はストレスに対抗せねばならないうえに、炎症も抑えなければなりません。その結果、24時間365日、コルチゾールを放出し続け、疲れ果てて副腎疲労になります。

副腎疲労は現在の標準医療ではあまりまともにとり上げられることのない症状で

す。しかし血液検査や尿検査などの詳細データを栄養療法的に解析すると、体内で何が起きているのか、適切に機能しているのか、栄養療法のドクターならすぐわかります。

そして、私の二十年以上の臨床と研究では、次の四つの要素が副腎疲労の予防と回復のポイントであることがわかっています。

それは、**「栄養」「ミトコンドリア」「腸」「脳」**です。

この四つは相互に関連し合っていますが、一つずつアプローチすることで、副腎疲労は改善されます。

それでは次章より、四要素について詳しく見ていきたいと思います。

第 2 章

免疫の
カギを握る
「腸」を整える

香川さん、検査結果が悪くて食生活を振り返る

「香川さんの腸内には乳酸菌がいませんね」

総合便検査の結果を伝えるドクターの言葉に衝撃を受けた香川さん。さらなる検査結果から、腸内に炎症を起こしていることもわかった。

そこで改めて自分の生活を振り返ることになった。

朝は忙しくてゆっくりトイレにも行く時間がない。便秘がちなうえに、緊張すると下痢気味になる。ガスも溜まりやすく、臭い。

そういえば自分が何を食べているのか気にしたこともなかった。

朝は食べないこともよくあるが、基本的にはパンとコーヒー。

昼は忙しいので、職場の近くのコンビニで、弁当やカップ麺、惣菜パンをルーティンで。ヨーグルトか野菜ジュースで栄養補給のつもり。

仕事の合間にコーヒーを飲み、最近コンビニで見つけたお気に入りのチョコレート菓子を食べることもある。

郊外に住んでいるため、帰宅は夜10時を超えることも。発泡酒とともに、妻が用意してくれた食事を食べて、寝る。たまに同僚と飲みに行って深酒することもある。

そんな食生活を聞いてドクターはいった。

「香川さん、食事が悪すぎます」

○副腎疲労の一要因は腸内の炎症

仕事のストレスなどがあると、胃腸の消化力は落ちてしまいます。そこへ、過剰な糖質、過剰な肉食、過剰なアルコールの摂取などが加わり、腸内環境が悪化するのです。

ベテランの社会人だけでなく、新社会人も入社数ヵ月で副腎疲労になるケースがよくあります。

新社会人が副腎疲労になるときは、入社のストレスだけではなく、すでに腸の健康状態が悪いことが考えられます。

このような人は、学生時代から食生活が悪いことが多いのです。さらに社会人になると仕事の忙しさも相まって、パンや麺類中心の食生活になりがちです。あるいは、「肉を食べれば元気になるはず」と考えて、肉中心の食生活となり、さらに腸内環境が悪化している可能性があります。

こうした副腎疲労の患者さんの便を検査すると、たいてい腸内に炎症を起こしていることがわかります。さらに調べると、「**リーキーガット症候群**（以下、リーキーガット）」、別名、腸漏れ症候群を併発していることがあります。

○腸壁の細胞に穴が空く「リーキーガット症候群」

リーキーガットは、**「腸の壁に目に見えないレベルの穴が空いている状態」**を指します。

まず、食べたものは食道から胃を通り、十二指腸、小腸、大腸を通って、最終的に肛門から排泄《はいせつ》されます。

食物の栄養素は、主に胃や十二指腸、小腸で消化酵素によって分解され、大腸で腸内細菌によって分解されます。

そして分解された栄養素は、小腸や大腸の壁から吸収されます。

このとき、小腸と大腸の壁では、「吸収すべき必要な栄養素」と「不必要な物質、もしくは吸収すべきではない成分・毒素など」を、腸壁にある上皮細胞や免疫分子などが選《え》り分けています。

「吸収すべき体に必要な栄養素」は、さらに極小の分子にまで分解されて、腸壁から積極的に体内に吸収されます。

そして、「吸収すべきではない」大きな分子のままであるタンパク質などの未消化物や有害物質、病原菌などは、体内に入らないようにシャットアウトされます。

これは、腸壁の細胞同士が密着結合（タイトジャンクション）しているおかげです。

しかし、リーキーガットになると、腸壁の細胞のタイトジャンクションがゆるくなり、穴が空いた状況になります。

すると、吸収すべきでないものが腸壁にまで入ってきて、血液に乗って体内を巡

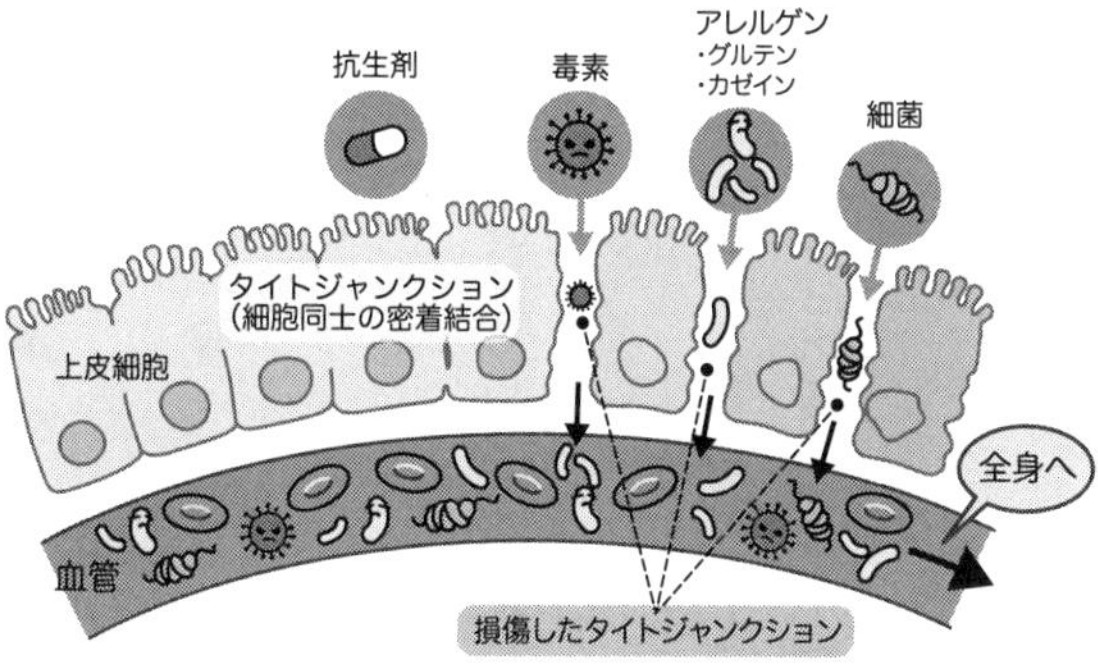

タイトジャンクションがゆるむリーキーガット症候群

ります。これが「腸が漏れる」という現象です。

異物が入ってきた腸壁では、炎症反応が起こり、免疫も過敏な状態になります。

そのため、リーキーガットになると、**副腎疲労やアトピー性皮膚炎、花粉症**などのアレルギー症状が引き起こされます。

○炎症を抑えるために副腎が酷使される

ストレスや悪い食生活が続くと腸内環境は悪化します。さらに炎症を起こすと、それを抑えるために副腎はコルチゾールを上乗せして産生しなければなりません。

しかし、コルチゾールをたくさん出したとしても、食生活が悪いままだと腸内の炎症は改善されず、進行して、リーキーガットを引き起こすこともあります。

副腎はさらなる炎症に対処すべく、コルチゾールを24時間分泌し続けることになります。しかもそれが数年間続くことがほとんどです。その間ずっと副腎は酷使されるわけです。

そこへさらなるストレスが重なると、いよいよ副腎は疲れきってしまい、コルチゾールを出せなくなるのです。

リーキーガットのような微細なレベルでの腸の炎症は、**通常の検査では発見できません。**そのため、症状を見逃されていることがほとんどで、副腎疲労が悪化する一因となっています。そして、「五月病」などとして片づけられ、適切な治療がなされず、さらに症状が重くなってしまうのです。また、「うつ病」「適応障害」などと誤診され、間違った治療が行なわれるケースもあります。

ストレスや食習慣の偏りのほかに、リーキーガットの主な原因は、次の三つになります。

●脳内細菌叢《そう》（善玉菌、悪玉菌、日和見菌）のバランスの乱れ
●カンジダ菌の増殖
●小麦に含まれる「グルテン」や牛乳に含まれる「カゼイン」

原因① 「善玉菌」「悪玉菌」「日和見菌」のバランスの乱れ

リーキーガットになる第一の要因は、腸内細菌叢のバランスの乱れです。

腸管内にはさまざまな菌が集まり、複雑な微生物生態系を構築しています。この微生物群を腸内細菌叢、またの名を「腸内フローラ」と呼びます。

フローラとは、英語で植物相を意味し、またローマ神話の花と春の女神を指します。

最近の研究では、腸管内に腸内細菌が40兆個ほどいることがわかってきました（数百兆個という説もあります）。その総重量は、1～2kg程度あります。

腸内細菌は、「善玉菌」「悪玉菌」「日和見菌」の三タイプに分けられます。

「善玉菌」は、消化吸収を助けたり、感染を予防してくれる菌です。代表的なものに、ビフィズス菌、乳酸菌、酪酸菌《らくさん》があります。

「悪玉菌」は、腐敗させ、毒素や発がん性物質を増やします。代表的なものは、ブドウ球菌や病原性大腸菌です。

「日和見菌」は、その時々で善玉菌にも悪玉菌にも変わるといわれますが、実際には何をしているかよくわからない菌です。代表的なものは、無毒株の大腸菌や連鎖球菌です。

この三つの菌の理想的なバランスは、一般的に、「善玉菌2：悪玉菌1：日和見菌7」といわれています。しかし、善玉菌と悪玉菌の区別は正直難しく、この比率に意味があるのかはよくわかっていません。

しかし、何の菌が多いかということよりも、大切なのは**「腸内細菌の多様性」**です。多様な菌がいればいるほど、腸内環境は良い状態といえます。

もちろん、一般的に悪玉菌が増殖しすぎるのは問題です。腸内では、常に善玉菌と悪玉菌が自分の生存する領域の陣取り合戦をしています。できるだけ善玉菌の住みやすい環境をつくることが大切です。

悪玉菌が増えるには、いくつか理由があります。

●ストレス

ストレスがかかると自律神経のうち交感神経の緊張が起こります。この**交感神経緊張を感知すると悪玉菌が増殖**します。

食品添加物

食品添加物には、アステルパームなどの人工甘味料、人工保存料、乳化剤、軟化剤などがあります。こうした人工的な食品添加物の中には、一時的もしくは永続的に、腸内細菌叢バランスを崩すことが、研究によって指摘されています。**殺菌作用**を持つものや、**腸に炎症を起こす**可能性が指摘されているものもあります。

冷えた飲み物

冷えた飲み物は、腸を冷やします。**腸が冷えると、腸の蠕動《ぜんどう》運動が低下**し、自律神経が交感神経緊張に傾きます。すると、腸内細菌叢のバランスが悪玉菌に傾き、リーキーガットを引き起こしやすくなります。

抗生剤

気管支炎や副鼻腔炎、中耳炎といった症状の患者さんに対して医者が1ヵ月分もの抗生剤を処方することがありますが、**抗生剤は善玉菌を死なせてしまい、**かなりの悪影響を及ぼします。

病気のときに抗生剤を服用することは致し方ありませんが、必要以上に飲み続けるのはよくありません。

原因②カンジダ菌の増殖

リーキーガットになる第二の要因は、カンジダ菌です。

カンジダ菌は　常在真菌類の一種で、もともと腸の中に存在しています。

このカンジダ菌が腸内で何をしているかはまだ明らかになっていませんが、何らかの役割があって存在しているのは確かです。

カンジダ菌が増えすぎたり病原性を持ったりすると、腸のトラブルの元となります。

増殖したカンジダ菌が活発に動くと、腸の細胞の組織を溶かして穴を開け、菌糸を張って根づきます。そこからさらに増殖すると腸内壁が荒れ始め、リーキーガットを引き起こすのです。

カンジダ菌が増える原因は、**甘い食べ物（糖質）**、ストレス、そして重金属である水銀が挙げられます。また鉄分などもカンジダ菌は栄養としているようです。**抗生剤**も、腸内のカンジダ菌を増殖させ、リーキーガットになるきっかけをつくります。

これらは現代生活を送るうえでどうしてもとり込んでしまうものです。つまり、カンジダ菌によるリーキーガットは現代病であるといえるでしょう。

なかでもシュガーフリー（砂糖をとらないこと）はできる範囲でこころがけてほしいところです。

カンジダ菌の増殖の裏には、ピロリ菌（ヘリコバクター・ピロリ）の存在が関係します。

ピロリ菌は胃粘膜に存在している菌。感染している日本人は非常に多いのです。ピロリ菌に感染すると、次第に胃粘膜の萎縮が起こり、胃酸や消化酵素の分泌が低下します。

特に胃酸が少なくなると問題が起こります。胃酸は食べ物を消化する機能のほかに、食べ物と一緒に入ってくる細菌類を殺菌する機能もあります。しかし、胃酸の分泌が低下すると、殺菌しきれず、不要な細菌類が腸内へ流れ込むことになります。また、腸内の酸とアルカリのバランスが崩れ、悪玉菌が増殖しやすい環境をつくり出すのです。

こうしてピロリ菌によって胃酸や消化酵素の分泌が低下すると、カンジダ菌が増え、リーキーガットの要因になります。

そこで、ピロリ菌の除去が、腸内環境の改善にとって重要になります。

ただ、その治療法に注意が必要なのです。現在、ピロリ菌の治療は抗菌薬を使う除菌療法が主流です。しかしながら、このやり方では善玉菌も一緒に死滅してしまうのです。抗菌薬を1週間使うだけで、腸内細菌のバランスは大きく崩れます。

原因③　グルテンとカゼイン

グルテンは小麦などに含まれます。小麦からつくられるパンやうどん、ラーメン、パスタ、ピザ、そしてクッキーやビスケット、ケーキなどが代表として挙げられます。厳密にいえば、天ぷらやフライの衣、餃子や焼売の皮などもグルテンが含まれます。

では、なぜグルテンは腸に悪いのでしょうか。それは、グルテンに含まれる「グリアジン」というタンパク質に、細胞障害性を持つ分子構造があるからです。これは、ゾヌリンというタンパク質を誘発させる構造と、免疫反応（過敏反応）を起こす構造をもっています。

ごく簡単に説明すれば、グリアジンが細胞を刺激してゾヌリンが誘発されると、タイトジャンクションをゆるめてしまい、リーキーガットを引き起こしてしまうのです。また、タイトジャンクションがゆるみ、毒素が腸管から漏れてしまうと、アレルギーなどの免疫反応が起こります。

カゼインは乳製品に含まれます。牛乳を筆頭に、チーズ、ヨーグルト、バター、生クリームなどが挙げられます。乳製品を使ったカフェオレやカフェラテなどの飲みものやアイスクリーム、プリンなどにも含まれます。

カゼインも、免疫反応（過敏反応）を起こすことがあります。詳細は不明ですが、腸に炎症を起こすことがあるようです。

そもそも牛乳を飲むこと自体あまりおすすめできません。牛乳に含まれる乳糖が体内で分解され、ブドウ糖ができます。このブドウ糖が、カンジダ菌を増殖、悪性化させる可能性があるからです。

加えて、小麦と牛乳の生産過程で使用される残留薬剤（農薬や抗生剤、ホルモン等）の問題も指摘され始め、これらもリーキーガットの要因となる可能性があります。

グルテンもカゼインも控えるのがベストです。ただ、アーユルヴェーダ的には、昼の時間帯にもっとも消化力が強まるといわれています。ですからどうしてもグルテンやカゼインが含まれるものを食べたいときは、昼にとるのが解決策になります。

また、事前に消化酵素のサプリメントを飲んでおく方法もあります。

○腸環境の悪化が与える残念な影響

腸内環境が悪化すると、「三重の影響」があります。

まず、副腎疲労の最大の敵である「炎症」がおこります。

そして、炎症が起こるとコルチゾールを大量に消費し、副腎が酷使され続けます。

さらに、コルチゾールだけでなく、抗炎症、抗酸化に必要な栄養素も、大量に消費します。

その結果、次のような残念な結果が現れるのです。

お通じが悪くなる

腸内環境が悪化した目安として、いちばんわかりやすいのが「お通じ」です。便秘も下痢も、腸内環境は良くない状態です。便やガスの臭いが強い状態も良くありません。

また、便秘や下痢の症状がなく、臭いが気にならなかったとしても、腸内環境が良いとはいいきれないので注意が必要です。

免疫力が下がる

リーキーガットなどが起こると、最初は免疫が過敏に反応し、腸で免疫の戦いが起こります。

免疫の戦いが初期から中期にかけては、腸の免疫機構であるＩｇＡ抗体などが顕著に上昇します。そして、免疫細胞や免疫抗体が血液中を循環し始め、腸以外の場所にも免疫反応を起こし始めます。これが、アトピーやアレルギーなどの免疫反応につながっていくのです。

さらに長期になると、免疫が疲れてきて、ＩｇＡ抗体は低下してしまいます。すると、腸では充分に免疫反応ができず、異物排除ができなくなります。簡単にいうと、腸の免疫が落ち、一方で異物がどんどん腸内に入ってくるため、全身のアレルギー反応が治らず、ひどくなるのです。

●脳の機能が下がる

脳と血液のあいだには、「血液脳関門（Blood Brain Barrier：B.B.B といいます）」というバリアがあります。これは、脳内に簡単に異物を通さないための機構です。

しかし、これまで血液脳関門は厳格に物質の出入りをコントロールしていると思われていましたが、リーキーガットを有する人はそうでもないことがわかってきました。

血液脳関門は、腸の細胞間のタイトジャンクションとほぼ同じ構造を持っています。

リーキーガットのように、ゾヌリンタンパクの産生が亢進しているような状況では、血液脳関門のタイトジャンクションも開いてしまい、免疫抗体や炎症性物質が脳内に入ってきます。これを、リーキーブレインといいます。

その結果、中枢神経系に炎症が起き、脳の機能低下が引き起こされます。それが、うつ症状やメンタルの不安定性、アルツハイマー病のリスクにつながるのです。

神経伝達物質や栄養素の産生が阻害される

腸内では、たくさんの腸内細菌たちが**神経伝達物質を産生**しています。神経伝達物質は、**脳やメンタル、自律神経、細胞の代謝に多大な影響を与える**ため、非常に重要です。

たとえば「セロトニン」は、気分をコントロールする働きがあります。脳と腸で産生されますが、全体量の95％は腸で産生されます。腸内環境に依存するため、腸内細菌のバランスが崩れたり、腸内に炎症を起こしたりすると、とたんにセロトニンの産生量は減少し、メンタルに問題が起こります。

ほかにも、腸内ではGABAやビタミン類、短鎖脂肪酸、脂肪酸代謝物などを産生しています。こうした栄養素や神経伝達物質が減少すると、迷走神経を介した脳やメンタルへの影響も弱まり、気分が優れない、うつっぽくなる、やる気が出ないといった不調として現れるのです。

○まずは食事の見直しから

腸内環境を良好にするには、「昔ながらの日本の食事」が最適です。これに欠かせないのが次の食品です。

- **日本古来の発酵食品**（漬物、味噌汁、納豆、甘酒、鰹節など）
- **水溶性食物繊維**が多く含まれる食品（海草、果物、野菜、こんにゃくなど）

- **青魚**（アジ、サンマ、イワシなど）
- **消化酵素を含む食品**（大根、パイナップルなど）
- 胃酸や消化酵素を刺激する食品（レモン、大根、大葉、紫蘇《しそ》など）
- 白湯《さゆ》

ただし、どんなに良い食材や治療であっても、一部の人には合わない場合もありますのでご注意ください。

日本古来の発酵食品

日本人の腸は、やはり日本古来の菌と相性が良いといえます。

漬け物や味噌、納豆などはおすすめです。とくに自家製のぬか床は、乳酸菌と麹《こうじ》菌が棲んでおり、腸内環境の改善に相乗効果を生み出します。

ただ、市販の漬物は添加物が入っていたり、菌が少なかったりします。

私のクリニックでは、ビフィズス菌などのサプリメントを処方しています。
（発酵食品は、一部の人には合わない場合もあります）

●水溶性食物繊維が多く含まれる食品

腸内細菌だけでは、腸内環境は良くなりません。食物繊維というエサが必要です。特に水溶性食物繊維をしっかり食べることをすすめます。

【水溶性食物繊維を多く含む食品】
- ワカメ、コンブなどの海草類
- リンゴやイチゴなどの果物類
- キャベツ、オクラ、大根などの野菜類
- こんにゃく　など

また、水溶性だけでなく、不溶性食物繊維も腸内細菌のエサになり、有害物質を除去してくれる作用も期待できます。ごぼうや穀類、豆類なども積極的にとりましょう。食物繊維全体の摂取が大切です。

青魚

青魚はEPAやDHAを豊富に含みます。**EPAやDHAを充分に摂取すると、腸内細菌が抗炎症性物質をつくってくれるので、リーキーガットにも有効です。**ジャコやシラスであれば内臓ごと食べられるので、多種のミネラル類やビタミン類、特にビタミンAやDもまとめてとることができます。

消化酵素を含む食品・胃酸や消化酵素を刺激する食品

スムーズな消化吸収をしやすくすることが、腸の健康に役立ちます。そのためには、胃酸や消化酵素がしっかり出ていることが大切です。

梅干しやレモンなどの酸味のあるもの、大葉や紫蘇など香りの高い野菜は、胃酸や消化酵素を刺激する食品です。**食事中にレモン水を飲んだり、梅干しをご飯のおともにする**のもいいでしょう。

肉を食べる時は、**塩麹やパイナップルなどで肉を柔らかくしたり、大葉や大根おろしをつけあわせにして**消化を助けると良いと思います。

● 白湯《さゆ》

白湯は、胃腸を温めるために有効です。消化吸収能力は、胃腸を温めると高まり、冷やすと落ちます。アーユルヴェーダでは、「白湯は消化の力を上昇させ、デトックス（解毒）を促す効果もある」としています。

実際に、温湯を摂取することで胃の蠕動運動が高まることなどが確認されています。暑い日も寒い日も、習慣とすることをおすすめします。

○腸を整える生活習慣の提案

夕食を軽くする、または食べない

睡眠と消化のエネルギーの推移から考えると、朝昼夕の食事量の理想のバランスがあります。まず朝食は普通に、昼食はしっかりと、そして夕食は軽く（もしくは食べない）というのが良いと思います。

腸の健康を考えると、**夜8時（できれば夕方6時以降が望ましい）から朝6時までは何も食べず**、腸を休ませて、細胞修復の時間をつくることが大切です。

夜遅い時間に食事はとらないほうが良いのですが、仕事の都合でそうせざるを得ないときは、夕方に軽く玄米おにぎりなどを食べて夜食の量を減らすといった工夫が必要でしょう。

ただ、夜遅くまで働くのは腸にも副腎にも好ましくないので、働き方を見直してほしいというのが医師としての本音です。

冷たいものの飲食を避ける

特に男性は、通年冷たい飲みものを好む人が多いのですが、できるだけ飲みもの、食べものは、**季節を問わず、温かいものをとる**ようにしましょう。消化吸収のためにも、自律神経のためにも冷たいものは控えたいところです。

「夏に熱い飲みものは熱中症になるのでは？」という心配は無用です。実際は逆で、冷たいものを常飲しているほうが熱中症になりやすいのです。

体は発汗することで、上昇した体温を下げようとします。しかし、夏に冷えた飲みものをとると、体の外側は暑いにもかかわらず内側は冷えてしまうので、自律神経は「体を冷やしてはいけない」と判断します。そして体温を下げるための汗を出さないようにしてしまうのです。汗が出せないことは、熱中症になる大きな因子です。

体を温める

体を温めると、腸の動きも良くなります。

女性はもちろん、最近は体が冷えている男性も少なくありません。腹巻きや日々の入浴で体を温めるようにしましょう。

軽い運動も体温維持に役立ちます。

グルタミンやハーブなどを摂取する

健康な腸のためには、カンジダ菌の除去が必要です。

そのためには、副作用の少ない非吸収性の抗真菌剤、抗菌ハーブ、消化酵素などを用います。

ガーリックや、オレガノなどのハーブ、ココナッツオイルを料理に使うことも、カンジダ菌の抑制に役立ちます。

栄養療法では、カンジダ菌の除菌治療に、アミノ酸である「グルタミン」のサプリメントを処方します。カンジダ菌によって開いた穴もグルタミンで修復することが可能です。

また、グルタミンは炎症やリーキーガットの改善に使われます。腸の細胞のエネルギー源になるほか、IgA抗体という腸粘膜の免疫の最前線にいるタンパク質をつくり出します。

ちなみに、**うまみ成分「グルタミン酸」や調味料としての「グルタミン酸ナトリウム」は、栄養療法で用いるグルタミンとは別もの**です。

しっかり咀嚼《そしゃく》する

現代の食生活を続ける限り、農薬や添加物の問題は付きまといます。すべての料理が自然栽培やオーガニックな素材でできていれば問題ありませんが、現実的には不可能です。

そこで代替案として、「よく噛むこと」をおすすめします。**しっかり咀嚼すると唾液がたくさん出ます。唾液には農薬などの化学物質を抱え込み、排泄する作用が期待できます。**

食物繊維と合わせれば、口から入った化学物質の吸収量を減らすことができます。よく噛んでいるうちに消化力も上がって一石二鳥です。

留意点を100%守る必要はない

「あれがダメ」、「これがダメ」といわれても、それを完璧に守り続けることは不可能です。せっかく体に良いことをしようとしても、完璧にやろうとすることがストレスになり、腸内環境を悪化させる可能性があります。

私はいつも、患者さんに次のことをお伝えしています。

「食べていいもの、避けるものを、100%守る必要はありません。**60〜70%程度守るつもりでいてください**」

「とりあえず**意識だけはしておいて**ください」

「どうしても好きなものを食べたいときは、**ふだん頑張っているご褒美として**食べてください」

○「リーキーガットなんて存在しない」という医師も

実はリーキーガット症候群を知らない医師は少なくありません。

知らないだけならまだしも、「リーキーガットなんて存在しない！」「あんなのは嘘だ」という医師もいます。

まだまだリーキーガットが認知されていない証拠ですが、かくいう私も初めて聞いたときは、「何のことだろう？　また怪しいことをいう人たちがいるものだ」と否定的に思っていました。平成十六年のことです。

しかし、少し勉強するとすぐに納得がいきました。その当時から私が専門に治療していた「Bacterial translocation（バクテリアルトランスロケーション、以下ＢＴ）」という病態と似ていたからです。

ＢＴは、重篤な患者さんが入院して寝たきりになり、高ストレス状態、絶食状態になったときに起きます。これは、腸粘膜の高度な萎縮が起き、腸内細菌やカンジダ菌、炎症性物質が腸から血流へ流れ出て、命に関わる危険な病態になることです。私の父もＢＴによって亡くなりました。

ＢＴとリーキーガットがまったく同じとはいいませんが、リーキーガットは軽症なレベルの「プチ・バクテリアルトランスロケーション」と考えるといいでしょう。

まだリーキーガットの存在を認めていないドクターも、ＢＴと聞けば納得される方も多いはずです。リーキーガットに注目し、治療を行なう重要性に気づいてもらえるかもしれません。

第3章

人体の司令塔「脳」の機能を正常化する

香川さん、幸せホルモン不足でイライラする

プロジェクトマネージャーの香川さんは、その日やるべきことを細かく書き出し、自己管理を行なっている。そうしなければ、自分の仕事、チームからの相談、会議、打ち合わせとスケジュールに忙殺されているため、すべてのタスクがこなせないからだ。しかも、その日の行動や達成度合いも手帳に書き出す習慣がある。尊敬する経営者が書いたビジネス書を読んでから、几帳面にメモをするのが癖になっていた。

最近、会社の就業規則が見直され、残業があまりできなくなった。しかし、仕事量はさほど減らず、逆に日中は猛烈に忙しい。仕事のクオリティも下がってきて、お客様からもクレームが時々ある。

そのせいか最近はいつもイライラして、時々チームの仲間にカッとなること

もある。休みの日も、どこか仕事が心配で、充分休んだとはいえない。家族にも、昔はこんなささいなことで怒らなかったのに、どうしたものかと思っていた。

それに対してドクターはいった。

「セロトニンが不足しているんですね」

それは幸せホルモンのことらしい。

○人体を一定の状態に維持する「ホメオスタシス」

副腎疲労の二つ目のポイントは「脳」です。

元気の素、コルチゾールが副腎から分泌されるためには、**脳から「コルチゾール**

を分泌しなさい」という指令が必要です。

そこでまず、人体の基本的な機能から説明したいと思います。


人の体は、**気温や湿度などの外部要因に関係なく、神経系――内分泌系――免疫系、その他多くのメカニズムが働いて、体の内部環境を一定の状態に保とうとします。**

この機能を、**ホメオスタシス**、日本語で生体恒常性維持機能といいます。

脳や副腎、その他の臓器、器官などの働きもすべて、ホメオスタシスの一部です。


ストレスは、ホメオスタシスに影響を与えます。

適度なストレスはホメオスタシスを鍛え、体にとって良い方向に働きます。

しかし、慢性的かつ過剰なストレスは、自律神経（特に交感神経系）、内分泌系、免疫系に影響し、ホメオスタシスのバランスを崩します。

状況によって、それぞれの機能が過剰に働く場合と、機能が低下する場合があるのです。

○内臓の働きを調整する自律神経

自律神経は、内臓の働きなどを調整する神経です。

体を緊張させて戦闘モードにする「交感神経」と、体をリラックスさせて休息モードにする「副交感神経」、この二つの神経が、状況や時間に応じてバランスをとり、ホメオスタシスを保っています。

交感神経と副交感神経の中枢部分は、脳内の視床下部からの指令で動いています。

自律神経は、ストレスがかかり続けると、交感神経の緊張が持続し、副腎はコルチゾールを出し続けます。その結果、副腎疲労となり得ます。体はちょっとしたことで交感神経優位に傾くのです。

○自律神経のバランスを整える「セロトニン」

幸せホルモンとして知られている「セロトニン」。「ノルアドレナリン（神経を興奮）」「ドーパミン（快感を増幅）」と並ぶ三大神経伝達物質の一つです。

セロトニンは、**情緒の安定や、幸せを感じるために必要**とされています。また炭水化物に対する渇望や、疼痛《とうつう》、睡眠誘発のコントロールにも関与しています。

セロトニンが不足すると、次のような症状が見られることがあります。

- うつ、不安症
- 気分が落ち込む、快楽を感じられなくなる

- 怒り、イライラ
- 炭水化物がやたら食べたくなる
- 不眠症
- 自尊心の低下

脳内でつくられるセロトニンは5％程度。全体量の95％は腸内で産生します。ただ、脳でつくられたセロトニンが血中へ出るための出口はあるのですが、腸でつくられたセロトニンが脳内に直接入る入り口は見つかっていません。脳には血液脳関門があるので、腸から来たセロトニンはここを通過できないのです。とはいえ、腸内でつくられたセロトニンは、迷走神経（副交感神経）を介して脳に作用することがわかっており、適切に生産される必要があります。

セロトニンの産生を助ける食品は、大豆製品、穀類、ごま、バナナなどがあり、材料であるトリプトファンを豊富に含んでいます。

また、良性の短鎖脂肪酸はセロトニンの産生を促進してくれます。

短鎖脂肪酸とは、最近注目されている物質で、腸内環境を弱酸性にし、悪玉菌の増殖を防ぎ、腸内の炎症を抑えると考えられています。

短鎖脂肪酸は、ビフィズス菌や酪酸菌などの善玉菌による発酵で産生されます。

ですので、腸内環境の改善が大切になります。

○脳の興奮を鎮める「GABA《ギャバ》」

GABAはリラックスや鎮静状態を促進する神経伝達物質。脳へのブレーキとしての役目があります。スポンジのように、余分なアドレナリンを吸収し、緊張やこわばりをなくすよう働きます。

また、GABAは視床下部領域に集中し、成長ホルモン産生や睡眠サイクル、体温調節といった機能に働きかけます。

また、瞑想したりリラックスしたりすると、脳はアルファ波状態になります。GABAはこのアルファ波を非常に増加させるのです。

GABAが不足すると、次のような症状が表れることがあります。

- 不安でどうすればいいかわからない、常に心配である
- 混乱している
- 動悸
- 炭水化物や薬物、アルコールを欲する
- 筋肉の緊張、リラックスできない
- 疲労困憊

GABAは、脳内で、グルタミン酸が代謝されることでつくられます。グルタミン酸はアミノ酸の一つで、興奮性神経伝達物質です。

GABAの産生を助ける食品は、前駆体であるグルタミン酸とグルタミン酸塩を豊富に含みます。たとえばトマトやチーズなどがありますが、とりすぎには注意が必要です。

というのも、GABAの値が低い人に、グルタミン酸の過剰状態がよくみられるからです。これは、グルタミン酸からGABAへの変換が進まないために起こります。

「抑制系」のGABAと「興奮系」のグルタミン酸、この二つがアンバランスになると、常に脳が興奮状態におかれ、「脳疲労」が起こります。

この状況は、腸内環境が悪い場合によく起こります。

また、セロトニンが減るような状況では、GABAの分泌量も同時に低下することもあります。

GABAが低下すると、ストレスに対抗する力が弱くなり、リラックスできず、緊張体質になり得ます。すると、コルチゾールをいっそう分泌させてしまうのです。

そして、小さなストレスでも過敏に反応し、コルチゾールがどんどん放出され、次第に副腎が疲れます。

過剰なコルチゾールの分泌は腸粘膜を萎縮させ、リーキーガットを悪化させる悪循環にもなります。

○視床下部は自律神経やホルモン分泌の「総司令塔」

ストレスがかかると、**視床下部**は、「ストレスに対抗するために、コルチゾールを出しなさい」と、**下垂体**を経由して**副腎**に指令を出します。

視床下部は、自律神経の調整やホルモン分泌の中枢となる「総司令塔」なのです。

視床下部（hypothalamus）—下垂体（pituitary）—副腎（皮質）(adrenal) の軸（axis)。

このシステム系統を、略して「HPA《エイチピーエー》-axis《アクシス》」と呼びます。

副腎疲労の解消には、HPA-axis を正常に機能させることが必要です。

通常は、視床下部がコルチゾールの出具合を感知して、適切な分泌量を調節して

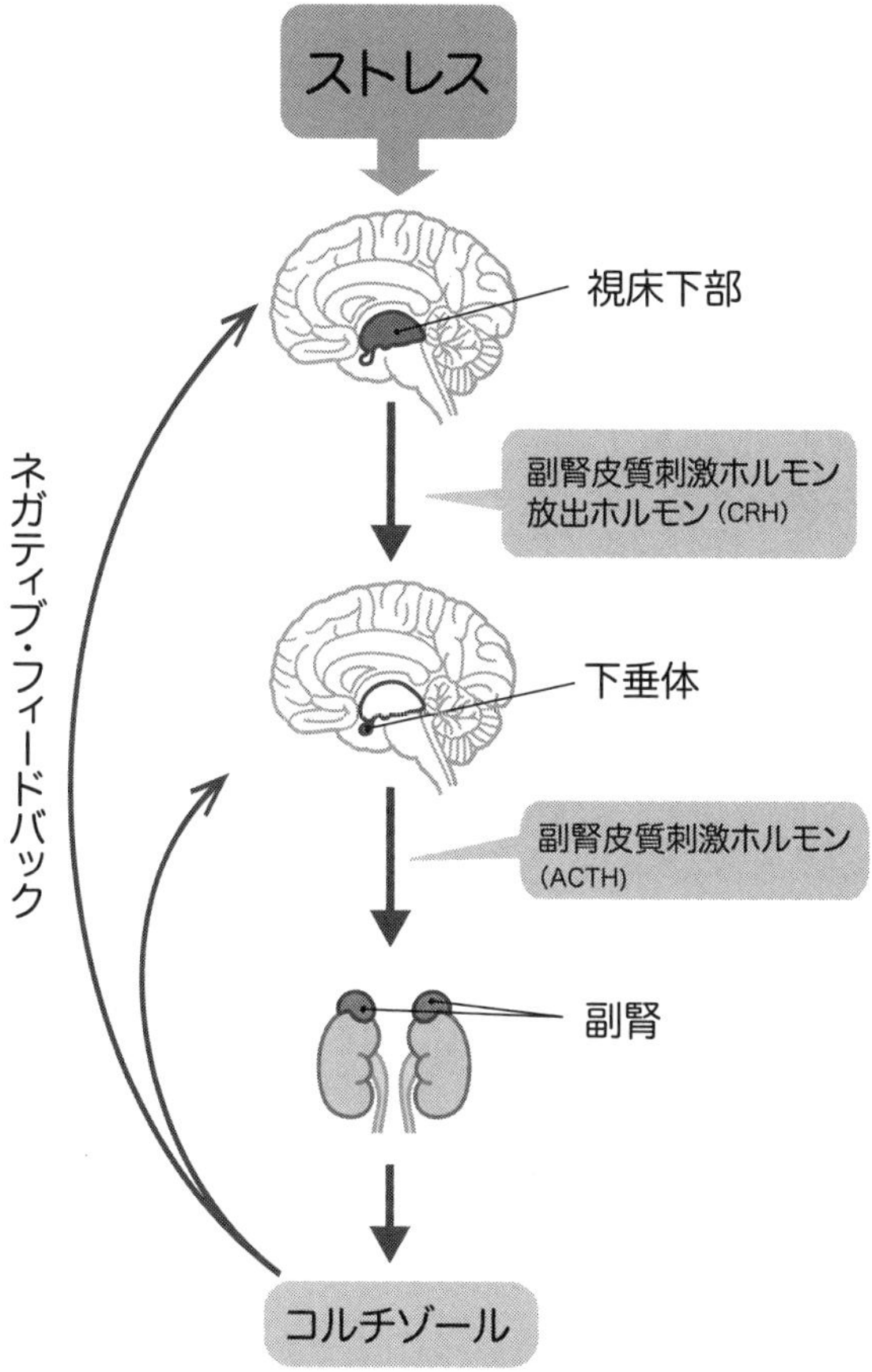

視床下部—下垂体—副腎の軸「HPA-axis」とフィードバックシステム

います。

これを**「フィードバックシステム」**といいます。

このフィードバックシステムは、ホメオスタシスによるものです。

視床下部からは、自律神経刺激を介して、副腎髄質に指令が送られ、アドレナリンやノルアドレナリンという興奮ホルモンも分泌されています。

○ストレスがホメオスタシスのバランスを崩す

先に書いたように、適度なストレスはホメオスタシスを鍛え、体にとって良い方向に働きます。

しかし、慢性的かつ過剰なストレスは、自律神経（特に交感神経系）、内分泌系、免疫系に影響し、ホメオスタシスのバランスを崩します。状況によって、それぞれの機能が過剰に働く場合と、低下する場合があります。

通常、副腎は、ストレスを感じると、脳の指令に基づいてコルチゾールを放出します。そして血中のコルチゾール濃度が上昇すると、それを脳が「もう充分」と感知して、ストレスの度合いに応じてコルチゾールが出すぎないように調整します。

ストレスが適切で、このフィードバックシステムが正常に働いていれば、通常モード・ホメオスタシスの範囲での出来事であり、他の臓器に大きな影響は与えません。

しかしこれが緊急事態になると、話が変わってきます。

人は**恐怖や生命の危機などのストレスを感じると、体内にアドレナリンやコルチゾールを一気に大量に分泌**します。

アドレナリンは心臓の収縮を強め、心拍数を高めます。コルチゾールもアドレナリン同様に血糖値や血圧を上昇させて、危機に備えようとします。

アドレナリンやコルチゾールは、敵と戦うためのモードに体を導くのです。これは人類が自然の中で生活していたときから、敵から身を守るために備わっている能力です。

現代社会においては、外でライオンに命を狙われる危険性は存在しません。

しかし、**仕事や人間関係のトラブルなど、敵に襲われるのと同じくらいのストレス**を感じる状況は存在します。

そのとき人体は、危険に対処しようと、アドレナリンやコルチゾールを一気に分泌させます。

すると瞳孔は開き、心拍数が高まり、血圧は上昇、呼吸機能も上がります。そして、筋肉と中枢神経に、酸素、血液、エネルギー源の栄養を優先的に供給します。

そして、胃腸の消化吸収機能は落ち、皮膚やその他の臓器の血流は悪くなり、膀《ぼう》胱《こう》もゆるみ、視覚以外の感覚が低下します。
「これから戦おう」というときに、消化している余裕も、トイレに行っているヒマもないからです。

この状況は**「急性ストレス反応」といって、緊急事態での生命維持には都合の良い反応**です。

しかし、これが長期に続いたり、頻繁《ひんぱん》に繰り返されたりしたらどうでしょう。
脳が慢性的にストレスを感じ続けると、体はそれに対処しようとして、視床下部や下垂体からホルモン分泌の指令が継続します。すると、副腎が疲れきってしまうのです。

瞳孔が開きっぱなし、動悸がする、血糖値や血圧も高め、筋肉は緊張し続け、手足は冷え、消化吸収は落ちたまま。これらはすべて副腎疲労の原因であり、併発症状なのです。

○コルチゾールの分泌が止まらない「リーキーブレイン」

「慢性炎症」がストレスと並存すると、最悪の経過をたどります。
視床下部を介さずに、下垂体からのコルチゾール分泌指令が止まらなくなるのです。

慢性炎症とは、たとえば、リーキーガットやカンジダ菌感染、慢性上咽頭炎、歯周病などがあります。

慢性炎症があると、炎症性サイトカインと呼ばれる物質が持続的に産生されます。
そして、血液脳関門（B.B.B）がゆるんでいるときに、その物質が脳の中へと入ってしまうのです。

これを**「リーキーブレイン」**といいます。

脳内に入った炎症性サイトカインは、下垂体に作用して、視床下部の指令とは関係なく、副腎ホルモンを出すためのホルモン「副腎皮質刺激ホルモン（ACTH）」を出すように刺激します。

これはHPA-axisのフィードバックシステムからは外れており、コルチゾール分泌のコントロールが効かない状態です。

慢性炎症がある限り、下垂体へのホルモン分泌の指令と副腎刺激が続き、副腎疲労は重症化し、遷延《せんえん》化していきます。

○過剰なストレスから体を守るフィードバックシステム

一方で、副腎は元気なのにコルチゾールが出ない、という状態が起こることもあります。

それは、体を守るためにフィードバックが強力に働いたときです。

フィードバックシステムを強く働かせるのは、これ以上ストレスがかからないように、自分の体を守るために、あえてコルチゾールの分泌量を落として活動できなくさせているからです。

そう考えると、体は実に献身的なシステムをもっています。

副腎自体の機能は保たれていても、脳の視床下部や下垂体からのコルチゾール分泌指令がないために、コルチゾールが出なくなってしまう――。

この場合も副腎疲労と同様、慢性疲労などの症状を感じます。

専門的な話になりますが、それはこういうことです。

慢性的に精神的、肉体的ストレスがかかり、コルチゾールの放出が続くと、コルチゾールによる異化作用が起こります。異化作用とは、体中の組織を萎縮、分解する作用です。

この作用により、腸粘膜が萎縮して、リーキーガットがさらに進行します。

また、脳神経の萎縮、特に海馬神経などの萎縮が起こります。

さらに、免疫抑制が起こり、感染にも弱くなります。

慢性炎症の原因がウイルス感染などであった場合は、免疫低下はさらに病態を悪化させます。

「腸粘膜と海馬の萎縮」と「免疫の過度な低下」は、命にかかわる大きな脅威です。

そのため、体はコルチゾールの分泌を低下させ、免疫力を回復させて感染を抑え、命の危機を逃れようとするのです。

「この状態になると、他の理由で起こった副腎疲労と同様に、強い疲労感を覚えます。

ストレスを緩和し、HPA-axisを正常に働かせるためには、適切な栄養素が役立ちます。そこで、脳の機能を高める栄養素を紹介します。

○脳をサポートする栄養素1「不飽和脂肪酸」

健康のために油を摂るのを控えている人もいるかと思いますが、実は脳に必要なのは、まず**良質な油**です。

脳は、水分を除いた固形分の7割が「脂肪（脂質）」です。体内の脂の質を高めると、それを材料とする脳の機能もまた高まります。

脳細胞を形成するパーツに、「細胞膜」と「神経鞘《しょう》」と呼ばれる部分があります。これらは脂の質の影響を大きく受けます。

「神経鞘」は神経繊維を包んでいる皮膜（髄鞘）。

「細胞膜」は細胞の内外を隔てる生体膜で、脂質二重層と呼ばれる脂の二層構造でできています。構成成分として多種類の脂肪酸が加わっています。

特に細胞膜は、細胞自体の機能の高低を決める重要なパーツです。


昨今、「不飽和脂肪酸」に注目が集まっていますが、これは、神経の細胞膜を柔軟にしてくれる栄養素です。

ではなぜ、細胞膜が柔軟であることが大切なのでしょうか。

それは、細胞膜に柔軟性と流動性をもたせることで、細胞の内外と情報をやりととりする機能を高め、病気にもなりにくくしてくれるからです。また、複雑な神経細胞の形態をつくるのにも重要なのです。
そこで、摂取してほしい不飽和脂肪酸をご紹介します。

多価不飽和脂肪酸

オメガ3系…亜麻仁油、えごま油、インカインチオイル、EPA、DHA
オメガ6系…サラダ油、ごま油、コーン油、グレープシードオイル

一価不飽和脂肪酸

オメガ9系…オリーブオイル、菜種油、アルガンオイル、米油

特に重要なのが、主に青魚に含まれるEPAとDHA。副腎疲労の大敵である炎症を抑え、神経細胞の機能を高めるからです。

ただ、細胞膜は不飽和脂肪酸だけでできているわけではありません。飽和脂肪酸も必要ですし、コレステロールも必要です。

注意点としては、現代の生活ではサラダ油などのオメガ6をとりすぎているということです。

摂取する油の理想的な割合は、オメガ3：オメガ6＝2：1。しかし実際の摂取量は、オメガ3が1とすると、オメガ6は10と、かなり多すぎるのです。

過度にオメガ6を摂取してしまうと、炎症性疾患を引き起こし、副腎疲労悪化の一因になる可能性もあります。

このような弊害もありますので、オメガ6のとりすぎには注意してください。

○脳をサポートする栄養素2「ビタミンB群」

精神に安定をもたらす「セロトニン」、やる気を出させる「ドーパミン」、自律神経の交感神経を元気にさせる「ノルアドレナリン」、この三大神経伝達物質がきちんとつくられるようになると、慢性疲労や副腎疲労の予防につながります。

神経伝達物質の材料がないと、感情の不安定や、うつの原因にもなります。セロトニンもドーパミンも少なくなると「脳疲労」といわれる病態になります。脳疲労になると、体力自体はあっても「疲れている」と感じます。

副腎にとって過度なストレスは大敵ですが、ストレスに対処できる体になるには、セロトニンが重要です。

セロトニンをつくるには、ビタミンB群、特にB6が重要になります。ビタミンB6は、神経伝達物質をつくる際に利用される補酵素です。**ナッツ類やカツオなどの魚介類、ニンニク、バナナなどに多く含まれます。**またセロトニンの産生には、ナイアシン、葉酸などを含めたビタミンB群も必要です。ドーパミン、ノルアドレナリンの適切な産生にも、これらのビタミンB群（マグネシウムや鉄も）の摂取が有効です。

一方、ノルアドレナリンやアセチルコリン（神経伝達物質の一種）が低下する状況では、自律神経機能が低下し、体の多くの機能が低下します。そして、脳疲労にしても自律神経機能低下にしても「疲れた」と感じます。

いずれの神経伝達物質も、少なすぎても多すぎても問題です。適切なときに適切な量だけ産生されるのが理想的です。

○脳をサポートする栄養素３「コレステロール」

コレステロールはコルチゾールの材料となる物質です。

コレステロール値が低いと、当然コルチゾールの産生も低下します。

さらにコレステロールが重要なのは、脳細胞を形成する「神経鞘」の材料にもなっていることです。「神経鞘」は、神経繊維を包んでいる皮膜。たとえるなら、電気コードの絶縁シースのようなものです。

そしてコレステロールは、「神経鞘」の、神経から電気が漏れないようにする「シールド」の主な構成成分です。

コレステロールが不足して、神経鞘を充分につくることができないと、神経回路

は漏電しているような状態になり、正確な情報伝達機能を維持できなくなります。

結果、**うつっぽい、感情的になる、思考が整理できない、頭が働かない**などの症状が出る可能性があります。

全員に当てはまるわけではありませんが、精神症状、自閉症、慢性疲労、起立性調節障害などの症状に関連しているのではないかと私は思っています。


これまでは、「高コレステロールは問題で、低コレステロールが良い」という認識が常識でした。コレステロール値を下げるために、卵を食べる数は「週に何個まで」と制限する指導もありました。しかし最近は、それは全く意味がないことが明らかになっています。コレステロールを含む食品（卵など）の一日の摂取量の上限は撤廃されています。

現実には、高めのコレステロールであるほうが元気な人も多いのです。

コレステロールの数値は、計算で出す場合は「LDLコレステロール+HDLコレステロール+中性脂肪の五分の一=総コレステロール」で計算します。

肉食の人と菜食の人とでは若干異なりますが、普段から肉食をしている人の総コレステロールは、180〜200mg/dLが平均的な数値です。最低でも160は必要だと私は感じます。コレステロール値が160mg/dLを切ってしまうと、症状が表れてくることがあります。

栄養療法的には、総コレステロールは180〜220mg/dLをキープするのが良いと感じます。LDLコレステロール値だけでいうなら、血管疾患の既往の無い人は、100〜140mg/dLくらいが良いと思われます。

菜食主義の人は、総コレステロール値が160mg/dLぐらいでも問題ないように思います。ただし、120〜130mg/dLまで下がってしまうのは低すぎです。

気をつけたほうが良いでしょう。

コレステロールを産生し、血中で運搬されるには、タンパク質が重要なカギを握ります。

タンパク質、炭水化物、脂質という三大栄養素がしっかり足りて、充分なカロリーがあれば、さまざまな経路からコレステロールが合成されます。

さらに、そのコレステロールが血中に出ていくには、タンパク質と結びつく必要があります。**タンパク質は、コレステロールにとってトラックのようなものなのです。**

肉食の人も菜食主義の人も、しっかり良質のタンパク質をとってほしいと思います。

第 4 章

細胞内の「ミトコンドリア」を活性化させて生命力を上げる

香川さん、運動不足を気にし始める

「運動はミトコンドリアの機能を高めます。香川さん、運動とかしてます？」

「いや〜、なかなかね」

香川さんは日々デスクワークが中心だ。運動不足を心配した妻のすすめで、一年前からフィットネスクラブになんとなく入会した。最初はもの珍しさで通っていたが、だんだんおっくうになり、「今週はいいや」と、会費だけ支払っている状況だ。

お金はもったいない、だけど運動しに行く気力がわかない。

「やっぱり自分は怠け者だな」そうやって、毎週末自分を責めている。

一日中座りっぱなしの生活に、仕事のプレッシャーものしかかり、最近は呼吸が浅く、息苦しくなることもある。

「ときどき深呼吸くらいはしてくださいね」とドクター。

それならできそうだ、と香川さんは思った。

どうせなら、ジムに通う代わりに、エレベーターやエスカレーターを使うのをやめて、階段を使って体を動かそうと決めた。

久しぶりに駅の長い階段を上ったのだが、足が重く、呼吸も荒くなってきた。息も絶え絶えに上り終えると、自分は生物としてヤバいのではないかと慄然《りつぜん》とするのだった。

○エネルギー産生工場「ミトコンドリア」

ミトコンドリアは私たちの全身の細胞内にある小器官。人間とは別の遺伝子を持っている生命体です。

非常に謎多き存在で、生物学者リン・マーギュリスによると、ミトコンドリアは「αプロテオバクテリア」という細菌が起源だといいます。

αプロテオバクテリアは原核生物に寄生し、やがてミトコンドリアが生まれました。そのおかげで効率的にATPがつくれるようになり、最終的に我々人類を含む真核生物が生まれたのです。

ミトコンドリアは数μm（マイクロメートル）と非常に小さいのですが、その総数は、人間の細胞の数を遥かに凌駕します。一つの細胞に対して数百～数千個のミトコンドリアが存在しているのです。人間の細胞が37兆個程度。そのうち赤血球にミトコンドリアは存在しませんから、計算すると、一人の人間の体内には1京個ほどもいることになります。**体重が50kgの人の場合、5kgほどがミトコンドリア**なのです。

人間は、自分が「主」でミトコンドリアが「従」と思うかもしれませんが、ミトコンドリア自体が生きた人間をつくり出しているという見方もできるかもしれません。

そもそもミトコンドリアにとって、私たち人間の体は「動く家」みたいなもの。実のところ、人間とミトコンドリアのどちらが主人であるかは何ともいえないのです。

人が生まれてから死ぬまで、ミトコンドリアは機能し続けます。

その主な役割の一つが、**アデノシン三リン酸、略して「ATP」**の産生です。

副腎ホルモンのコルチゾール以前に、ATPこそが、生命にとって生存の源であり、エネルギーのもととなります。ATPがなければ人間は生きていられません。

しかし、人体が自分でつくれるATPは限られています。人体がつくれるATPは全体の一割以下。ミトコンドリアが九割以上のATPを産生しているのです。

ミトコンドリアがいなければ、人間は生きていくことができません。元気も出ま

せんし、疲労回復を果たすこともできないのです。

副腎の細胞内にもミトコンドリアは存在しています。副腎でATPをつくり続けているのです。

その副腎内のミトコンドリアが機能低下を引き起こすと、ATPは減少します。そして、元気がなくなると同時にコルチゾールもつくられなくなります。その結果、体内が24時間周期で変動するサーカディアンリズム（概日リズム）が乱れ始め、昼間にボーッとしたり、食欲がなくなったり、夜眠れなくなったりします。そして、炎症を抑制できない、細胞を活性化できない、ということも起こります。

生物の教科書などに載っている写真やイラストでは、ミトコンドリアの位置は固定されているように見えますが、実は動いたり移動したりしています。そして、ミトコンドリア同士でくっついたり離れたりしているのです。

ミトコンドリア同士がくっついて全体的に大きくなる（Fusionという）と、ミトコンドリアの機能は高まります。逆に、分離して小さくなる（Fissionという）と機能は下がります。

融合してボリュームが大きいミトコンドリアと、分離してボリュームが少ないミトコンドリアを比べると、**ボリュームの大きいミトコンドリアのほうがエネルギー産生能力が高く、人間の細胞や体は元気になります。**

分離したミトコンドリアが細胞内に多いときは、その機能が落ちている状態です。

○ ミトコンドリアがＡＴＰをつくるメカニズム

ミトコンドリアはＡＴＰをつくります。

このＡＴＰは、三大栄養素「炭水化物」（ブドウ糖）、「タンパク質」（アミノ酸）、

「脂質」(脂肪酸)を元につくられます。

このときATPは、「解糖系」「クエン酸回路」「電子伝達系」という三つのルートを通って産生されます。

簡単に説明しましょう。

解糖系

解糖系は、無酸素で急激にATPをつくることができます。たとえば短距離走をしているようなときです。

解糖系の代謝は、「細胞質」と呼ばれるミトコンドリアの外で行なわれます。

この解糖系によって、ブドウ糖1分子からつくられるATP量は、あとで述べる電子伝達系よりは少ないのですが、細胞質には代謝を促進する酵素がたくさんあるため、大量のATPをつくることができます。

ここでは詳述しませんが、この解糖系とクレアチンリン酸系を利用して、一気に大量のATPを供給できるのです。

クエン酸回路

クエン酸回路の目的は食べたものから水素（H）をとり出すことです。

解糖系で作られたブドウ糖の代謝産物（ピルビン酸）は、ミトコンドリアの中へ入り、「アセチルCoA」という物質に変換されます。アセチルCoAは、同じくブドウ糖の代謝物であるオキサロ酢酸とくっつくことでクエン酸になります。これがクエン酸回路の始まりです。その後、さまざまな物質に変換されながら、もとのオキサロ酢酸~クエン酸に戻っていきます。このとき、水素がとり出されます。

このクエン酸回路をしっかり機能させるには、ブドウ糖、ビタミンB群、マグネシウム、細胞内の充分な水などが必要になります。

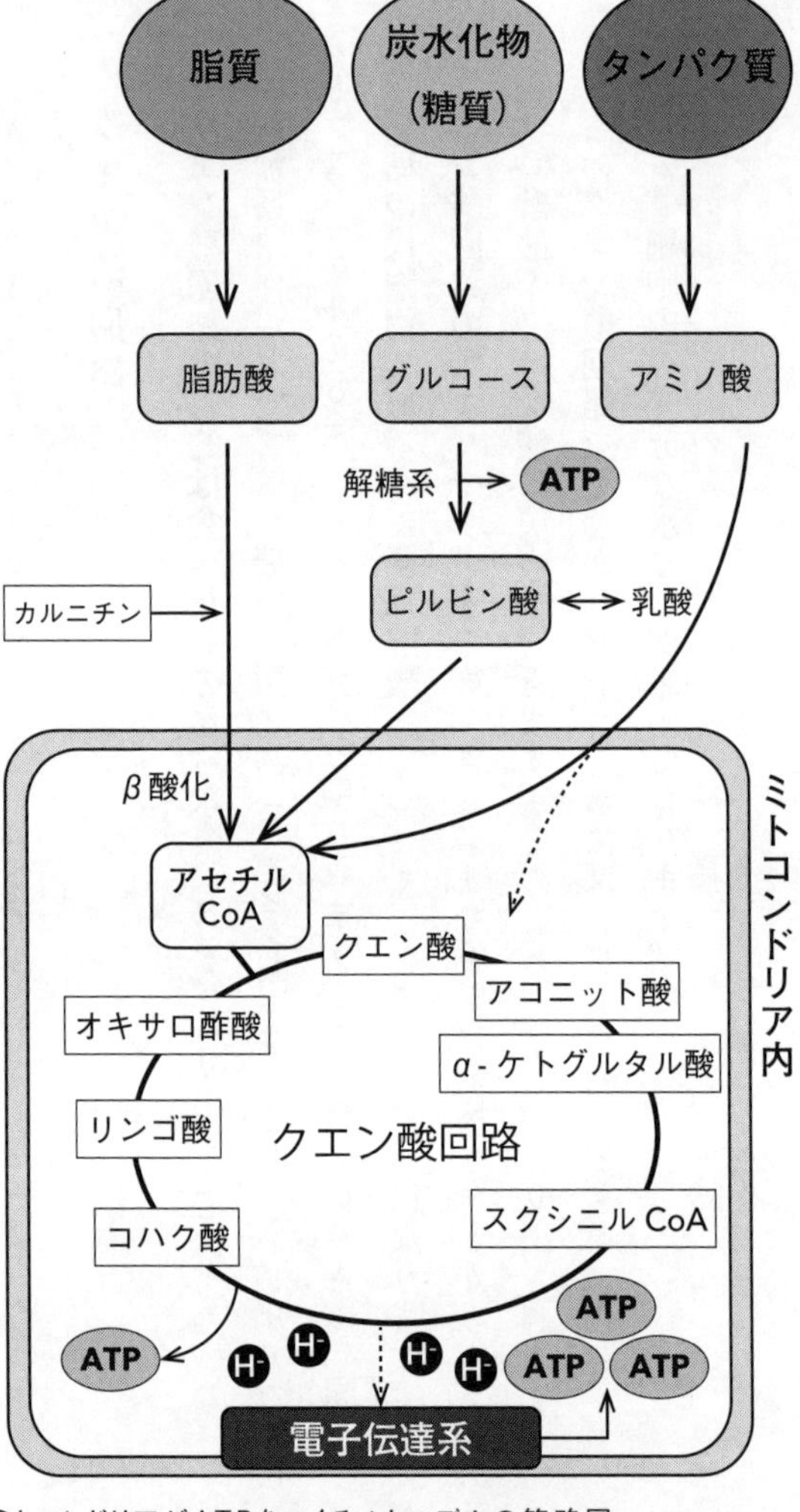

ミトコンドリアがATPをつくるメカニズムの簡略図

電子伝達系

電子伝達系は、ATPの主な産生部位であり、最終的な産生部位でもあります。

電子伝達系では、ミトコンドリアの内膜でクエン酸回路から水素を受け取り、複数の代謝を経てATPを産生します。このとき、コエンザイムQ10、鉄、硫黄成分などが必要になります。

ヒトは酸素を必要としています。**しかし、酸素の主な利用者はヒトではなく、ミトコンドリア**なのです。それゆえ、電子伝達系は別名「呼吸鎖」と呼ばれます。

以上のようなかなり複雑な過程を経て、やっと私たちはミトコンドリアからATPというエネルギー源をもらうことができるのです。

○「細胞へのエネルギー供給」と「化学反応の代謝促進」

ATPは「エネルギー源」です。ですから、ATPそのものはエネルギーではありません。

「ATP（アデノシン三リン酸）」はリン酸が三つくっついているという意味です。そのうち一つのリン酸が外れるときに、「エネルギー」が放出されます。

ATPの働きは、ざっくりいうと「細胞へのエネルギー供給」と「化学反応などの代謝促進」です。

産生されたATPは、ミトコンドリアから細胞の中へと拡散していきます。

そのATPを用いて**コルチゾールの原料であるコレステロールをつくったり、神経伝達物質を放出したり、筋肉を動かして体温を上げたり、**といった重要な働きをします。

この機能を見ても、ATPがエネルギー源であることがわかると思います。

10代、20代の頃は、ATPが必要以上に多量につくられています。ですから若者は少々徹夜をしても、きついスポーツをしても、疲れ知らずなのです。小学生が寒い日に薄着、素足でいても平気なのは、生命力が溢れ出ているからです。

しかし、ミトコンドリアによるATPの産出量は、年を重ねるにつれて減少し、**40代になると生まれたときの二分の一、60代では三分の一くらいの量に低下**するという説もあります。

とはいえ、ATPは、人間が生きていくために必要な量よりも余分に産生されています。40代以降にその量が年相応に減少しても、人間は充分生きていけます。

ただし、**ミトコンドリアの機能が低下すれば、産生されるATPの量は、加齢に**

よる減少よりもさらに下回ります。そのとき、慢性疲労を感じるのです。

また、ミトコンドリアはＡＴＰをつくるだけではありません。存在している臓器の機能に応じて、その場に必要なエネルギーやホルモン、神経伝達物質などをつくり、送り出しているのです。

たとえば、脳の細胞内にいるミトコンドリアは、シナプス細胞における神経伝達物質の放出を助けます。胃の細胞にいるミトコンドリアは、胃酸を放出するのを助けます。

では、**副腎にいるミトコンドリアが何をしているかというと、コレステロールがコルチゾールに代謝される過程を助けているのです。**

コルチゾールの材料であるコレステロールを産生するときも、ミトコンドリアのＡＴＰが必要になります。

ミトコンドリアが元気であることは、コルチゾールをつくるのに必要なのです。

○ミトコンドリアを元気にする方法1「呼吸」

ではどうすればミトコンドリアを元気にすることができるでしょうか。その答えの一つは「酸素」です。

私たちが呼吸をしてとり込む酸素の90％以上は、実はミトコンドリアが使っています。呼吸によって酸素を体内にとり入れることを「外呼吸」といいますが、実は外呼吸をしている本人は、ほとんど酸素を使っていないのです。

呼吸によってとり込まれた酸素は、血流に乗って体の末梢へと運ばれ、末梢組織の細胞の中まで入っていきます。この酸素は、ミトコンドリアでＡＴＰがつくられる最後の過程「電子伝達系」で使われます。ミトコンドリア内膜に電子が流れ、電子の受容体として酸素が必要になるのです。

電子と酸素、そして水素が結合し、水となる反応を「内呼吸」といいます。ここで大半の酸素を活用しているのがミトコンドリアです。

この電子伝達系で酸素を利用するとき、一つ問題があります。酸素を利用する際に、どうしても活性酸素が発生してしまうのです。

活性酸素は、ミトコンドリアや細胞、体を錆びつかせて(酸化)、老化を進める原因となります。

「年をとるにつれて、ミトコンドリアから生まれる活性酸素の量は増える」という報告がありますが、真実は逆です。「年をとるから活性酸素が増える」のではなく、**「活性酸素が増えるから年をとる」**のです。

ミトコンドリアを元気にしておけば、活性酸素量も少なく、若々しくいられるはずです。

最近の研究では、機能の高いミトコンドリアは、電子伝達系の複合体が「スーパーコンプレックス」というハイブリッドな一体型を形成し、これまで考えられていたよりも、電子を効率よく伝達するとともに、活性酸素を発生しにくくしていることがわかってきています。

交感神経が緊張すると、呼吸が浅くなり酸素のとり込みが悪くなります。内呼吸のためにはまず、外呼吸で酸素をとり込むこと。それがミトコンドリア活性のカギです。

まずは自分の呼吸をチェックしましょう。腹式呼吸や深呼吸はできるでしょうか。

ここでは、健康を目的として行なう簡単な呼吸法を一つ紹介します。

1分間に6回呼吸を行ないます。すなわち10秒間に「吸って、吐いて」を1回行ないます。これを数分間試してください。

この回数で呼吸を行なうと、副交感神経が最も活性化することが研究で示されています。

○ミトコンドリアを元気にする方法2「ファスティング（断食）」

平成二十八年、東京工業大学の大隅良典名誉教授が、ノーベル医学・生理学賞を受賞しました。受賞理由は、**「細胞のオートファジー（自食作用）」**の研究です。

生物は、細胞内の不良タンパク質や古くなったタンパク質、傷んだ（ミトコンドリアを含む）細胞内小器官などを分解し、再利用します。これが自食作用であり、ホメオスタシス（恒常性）を維持しようとする働きです。

これは、タンパク質のリサイクル機構でもあり、細胞のリニューアル機構でもあります。

オートファジー機能は、細胞が飢餓状態に陥ったときに、特に活性化します。

実はこの働きは、ミトコンドリアにもあります。「マイトファジー」と呼ばれるミトコンドリアのリニューアル作業です。

ですからファスティング、つまり断食をして飢餓状態にすると、細胞内のオートファジーやマイトファジーが促進されます。ファスティングなどを行なってミトコンドリアを常に良い状態に保っておくことは有益だと思います。

五千年以上前から続くインドの伝統医学である**アーユルヴェーダでも、ときどき断食することをすすめており、「アーマ（未消化物）が消えて健康になっていく」**としています。これは現代でいう「オートファジーの活性化」を指していると思われます。すでに何千年も前から、オートファジーの健康効果を教えていたことになります。

また、アーユルヴェーダがいう未消化物「アーマ」の中には、細胞内の不良タンパク質も含まれると思われます。

この不良タンパク質が増えているような状態や、肉の食べすぎ、化学物質などの影響によって、「小胞体ストレス」が引き起こされます。

小胞体には、タンパク質合成や脂質代謝、細胞内物質輸送などの役割があるのですが、小胞体ストレスになるとこれらの機能が落ちてしまいます。

小胞体ストレスが起きると、それに引き続いて、ミトコンドリアの機能も低下します。これは、認知症の原因ともされている現象です。

ファスティングによってタンパク質（アミノ酸）の供給をストップさせると、オートファジー機能が働いて、不良タンパク質が自動消化され、小胞体ストレスを解消できます。

同時に、ファスティングには解毒効果もあります。ミトコンドリア機能も回復、もしくは活性化してきます。

さらにアーユルヴェーダでは、**食事の量は胃袋の三分の二程度を満たす程度にしておくことで、健康長寿が得られる**とも述べています。

現代科学でも、**摂取カロリーを普段の食事の70％程度に減らすと寿命が延びる**可能性があるといわれ始めています。

ファスティングまではしなくとも、普段から食べすぎている人は、少食を心がけるとよいでしょう。

ファスティング方法

ファスティングは、通常一週間ほどかけて行ないます。

まず「準備期」として、食事は消化の負担が少ないメニューにします。

「まごわやさしい」という言葉があります。豆類、ごま、ワカメなどの海草類、野菜や果物、青魚、椎茸などのきのこ類、いも類などを指します。

これらを中心とした和食を数日間食べます。

そして本番の「ファスティング期」は、水分と専用ドリンクのみで数日を過ごします。

食事をもとに戻す復食期は、休ませた胃腸を慣らしていくために、重湯から始めて、徐々に粥《かゆ》や具なしの味噌汁に変えていき、固形の食べものに戻していきます。

これを行なうと、体が軽くなったり、アレルギーなどの不調症状が消えていくことがあります。

ある野球選手は、怪我をして引退寸前まで追い込まれていたときにファスティングをすると体調が良くなり、一気に成績が上がったそうです。

私自身は、定期的にファスティングもしますし、そのときどきの体調や目的に応じて、食事回数を変えています。ですから、一日一食にする日もあれば、二食の日も三食の日もあります。一食にした日は、消化の負担が少なく、翌朝の目覚めが良くなります。たまに深夜に食事をすると、やはり朝はだるく感じることが多いです。

副腎疲労で考えると、ファスティングが向いているのは、副腎疲労を予防したい人や、コルチゾールが出すぎてハイになっている副腎疲労初期の人です。

一方、**低血糖になりやすい人、副腎疲労を発症して疲れやすい人、動けないほど疲れている人は避けてほしい**と思います。

○ミトコンドリアを元気にする方法3「リラックス」

ミトコンドリアにとって、リラックスは大切な要素です。

リラックスすると、交感神経と副交感神経がバランスよく働く理想的な状態になります。

しかし緊張状態が続き、交感神経が優位になると、血管が収縮し、呼吸が浅くなり、細胞内のミトコンドリアに酸素が充分に行き渡らなくなります。

「なぜかわからないけれどイライラしている」「眠っているあいだに歯を噛み締めて顎関節症になってしまった」「体がガチガチで腰痛、肩こり、頭痛に悩まされている」「ずっと便秘が続いている」といった人は、交感神経の過緊張状態であると考えられます。
これは、ストレスや忙しさ、人間関係の悩みなど、ありとあらゆることが要因になります。

特に、**就寝前に、事件や事故、病気などのニュースを見ることは、自律神経にとってよくありません。**暗いニュースばかりを見て、「戦争になるかも」と過度に心配したり、「あの凶悪事件は許せない！」と怒ったり。それだけでも、体は勝手に緊張しています。

そういうこともあり、私は基本的にテレビを見ないようにしています。

また、交感神経の過緊張は、イライラだけでなく、不安感も引き起こします。
交感神経は集中力を高める「ノルアドレナリン」を分泌させます。それが過剰になれば、やたらと周りが気になり、不安に陥りやすくなるのです。

そして、交感神経が高まると、体はバランスをとろうとして副交感神経も高めます。その結果、交感神経も副交感神経も高い状態が続きます。これは、短期間であれば問題ありません。

しかし、過緊張状態が数ヵ月から一年、二年と続くと、交感神経と副交感神経のどちらかが、先に疲れて落ちてきます。

交感神経の数値が先に落ちると、「副交感神経が高い状態」のまま残ることになります。すると、**活力が出ず、非常に疲労感を感じる**ようになります。

逆に、副交感神経の数値が先に落ちると、ガチガチの緊張状態になります。呼吸は浅く速め、脈拍も少し速く、不安症的になります。常にコルチゾールとアドレナリンが出て、**非常に短気になり、イライラします。**

まずは自分が緊張状態にあるかどうかに気づき、ストレスを自覚することです。

そして、意識的にリラックスする時間を確保しましょう。

週に一〜二回、自然に触れると、病気になる確率が下がるという研究報告もあります。森林浴などを実践し、自律神経のバランスを整えると、ミトコンドリアの過剰な疲労を避けることができます。

○ミトコンドリアを元気にする方法4「運動」

ミトコンドリアの機能を積極的に上げる最も効果的な方法は、なんといっても「運動」です。

運動して体に刺激を与えると、体は「パワーが必要だ」と認識します。すると、それに必要なエネルギー（ATP）を出すために、ミトコンドリアが活性化します。

また、ミトコンドリアは筋肉内にも多く存在しています。**筋肉量が増えると、自**

動的にミトコンドリアも増えていきます。

ミトコンドリアに適度に刺激を与え続けていくと、**ミトコンドリア同士が融合してボリュームが大きくなり（Fusion 状態）、その機能が高まります。**

デスクワークなど、一日に長時間座ったままだと病気になりやすいといわれていますが、それはミトコンドリアに刺激を与えられていないことも要因の一つだと推察されます。

○体内に蓄積した重金属をとり除く

副腎疲労の患者さんのデータを見ると、重金属・毒性金属が体内にかなり残留していることが少なくありません。これが、体内の代謝サイクルを阻害し、副腎疲労の原因となる場合があります。

特にミトコンドリアや各種代謝酵素の活性を落としてしまいます。

最も深刻だと思われるのが、歯科治療で使われるアマルガムの詰め物です。アマルガムは「水銀を含んだ合金」で、少し前までは保険適用でした。歯科医師のあいだでは安全だとして、長年虫歯治療に多用されてきました。

しかしここにきて、水銀の危険性が指摘され始めています。

アマルガムからも水銀が溶け出して、人体に悪影響を与えることがわかってきたのです。

体内に入った水銀の検査は、日本では保険の適用外です。しかし、海外の検査を使えば検出できるようになってきています。

尿、血液、毛髪を調べれば、水銀などの毒性金属や必須ミネラルを検出し、水銀を含む毒性金属の影響を推測できます。私のクリニックでもこの検査をとり入れ、患者さんの体調不良の原因を探っています。

ちなみに、アマルガムは、現在、保険での使用が禁止され、樹脂に似たレジンが主流になってきています。また自費診療でセラミックを選択することもできます。

副腎疲労を予防する意味でも、タイミングを見て、歯の詰め物を変えることをおすすめします。

ただしその際は、「安全なアマルガムの除去」を行なう歯科を厳選しましょう。詰め物を外す段階で、大量の水銀が体内に吸収される可能性があります。患者さんも歯科医師も、介助スタッフにも水銀が曝露しないように厳重な態勢でとり外さなくてはなりません。

他の重金属対策としては、水銀を含んだ大型魚をできるだけ食べない、エプソムソルト入りのお湯に浸かりデトックスするといった方法があります。

○カビ毒（マイコトキシン）を避ける

ある50代の単身赴任の男性患者さんは、疲労感と体臭、アレルギー症状に悩まされていました。

血液検査、尿検査などで調べると、体の中にさまざまな種類の「毒」を溜め込んでいることがわかりました。そのうちの一つがカビ毒「マイコトキシン」。これは、自然界に広く存在する真菌アスペルギルスなどが由来です。

彼の場合、その真菌はどこからきたのでしょう？

実は住まいに原因がありました。築年数がかなり経っていたため、**家中にカビが生じていたのです。**

カビは肺から体内に入り、ミトコンドリアに悪影響を与えます。ミトコンドリアのＡＴＰ産生能力が落ちてしまうのです。その結果、慢性的疲労感をもつようになり、同時に副腎疲労も起こり得ます。

もっと最悪な結果は「がん」です。マイコトキシンには発がん性のあるものが少なくありません。

がんを抑制するミトコンドリアの機能が低下すると、がんの発症確率は高くなります。

ちなみに、マイコトキシンは食べものからも体内に入る可能性があります。現在、それも検査でわかるようになってきています。

そこで、この患者さんにも「がん細胞」の存在の有無を確かめる検査（プロテオ検査、PROTEO®）を行ないました。あえて「がん」と書かず「がん細胞」としているのは、プロテオ検査では、「目に見えるがん」になる前の「ステージ０の段階のがん細胞」を発見できるからです。

すると、案の定、彼の体内から「がん細胞」が見つかりました。

日々、健康な人でもがん細胞はできていますが、彼の場合は、安全域を超えた数のがん細胞が存在することがわかったのです。

カビのいるところに暮らしていては、いつまでたっても治りません。カビの曝露源を避けるため、彼には引っ越してもらいました。

環境を変えた後、体内のカビ退治とデトックスを行ない、穏やかな方法でがん細胞の退治を終えると、疲労感もがん細胞も消えていました。

○ミトコンドリアに思いを馳せると

人間は非常にちっぽけな存在です。

人の細胞が37兆個程度（実質の体細胞数は15兆個程度でしょうか？）。

それに対して腸内細菌数は40兆個以上。

ミトコンドリアに至っては1京個もあり、宿主である人の細胞のほうが断然少ないのです。

私たちは、生きるために必要なものをミトコンドリアからもらっています。彼らは、実に健気《けなげ》で献身的に働いてくれるのです。

そんなミトコンドリアを、私たちは普段意識することはないでしょう。しかしミトコンドリアは、私たちの意識を感知しているかもしれないのです。おそらくミトコンドリア内の「水の作用」が可能にしているのだと考えられます。今後の研究で、そうしたことも明らかになるかもしれません。

私たちと共生する謎の存在ミトコンドリアに思いを馳せると、生命と進化の大いなる神秘を感じるのです。

第5章

「栄養」で
副腎疲労を
改善する！

香川さん、疲れすぎて栄養点滴する

「あなたは疲れているのがデフォルトだと思っているかもしれませんが、本当は、健康で体が軽い状態が普通なんですよ」

ドクターの言葉で眼から鱗が落ちた香川さん。そこで近頃は妻にも協力してもらい、お昼は手作りの弁当とほうじ茶のマイボトルを持参するようになった。疲れたら、甘いものではなくナッツ類をかじる。パンやコーヒー、乳製品をできるだけとらないようにした。すると、二週間ほどで体が軽くなった気がした。

ところが、納期が迫り、忙しさが半端ない。間に合うだろうかと考えるたびに胃痛がしてきた。食欲もわかず、市販の胃薬を飲んでしのいでいた。

ある朝、出勤の準備をしたものの、香川さんはソファに倒れこみ、起き上がれなくなってしまった。ついに一滴の元気も残っていないと確信した。

「どうしてもダメなときは栄養点滴もいいですよ」

ふとドクターの言葉を思い出し、這うようにクリニックに行った。

ビタミンCなど、必要な栄養素を加えた点滴をしてもらいながらの小一時間、香川さんはクリニックの天井を見つめながら、「いったい自分は何をしているのだろう」と考えていた。

今の自分には仕事しかない。趣味もなければ家族との会話もない。はっきりいって何のために働いているのかよくわからない状態だ。人生このままでいいのだろうか。

もっと生き方を根本的に見直さなければ、と香川さんは思った。

○カロリーは満たされているのに栄養素不足の現代人

たとえば冒頭の香川さんのように典型的な副腎疲労の場合、私のハイブリッド栄養医学で処方するのはビタミンB群や疲労を回復する「アシュワンガ」というハーブのサプリ、そして、ビタミンA、Dも追加し、細胞の代謝に必要な栄養素を補給します。

「疲れないためには、とにかくタンパク質を摂る」とよくいわれますが、必要な栄養素はそれだけではないのです。

慢性疲労はつらいものですが、自分に必要なもの、不必要なものを知る良い機会ととらえるといいでしょう。

実は、栄養療法的に見ると、現代人のほとんどが、栄養素不足に陥っています。

これは、アフリカなどにいる飢餓の子どもたちのようなカロリー不足ではありません。カロリーは足りているけれども、必要な栄養素が足りていないのです。

現在の野菜は、含まれるミネラルの量が、昔の五分の一ないしは十分の一になったといわれています。

高度経済成長期以前の日本は、主に循環型農業だったため、枯れた植物や排泄物などを発酵した肥料が使われました。それを撒くことで、養分の豊富な土壌となり、ミネラルに富む野菜がつくられたのです。さらに主食は玄米、雑穀であることが多かったので、炭水化物と同時にビタミン、ミネラルも体内にとり込めていました。

しかし現在は、人工肥料や農薬により、本質的に土地が痩せてしまっています。主食も、玄米からビタミンやミネラルを多く含んだ糠や胚芽を除いた白米です。

さらに、ビタミンB群を消費してしまう精製小麦と砂糖を多用した食べもの、たとえばパンやお菓子などが増えました。これらは**「エンプティーカロリー」**と呼ばれ、ビタミンやミネラルの浪費などにつながっています。

You are what you eat.

「あなたは食べたものからできている」

いったい自分は何を食べているのか、何を摂るべきか、振り返ってみるのもいいと思います。

そこで、副腎疲労の改善に必要な主要栄養素を五つ、ハイブリッド栄養学の観点からお伝えします。

○ 補いたい栄養素1「マグネシウム」

マグネシウムがないと、細胞は代謝できません。

一説には「300種類以上の酵素の補因子として代謝に関わる」といわれていますが、実際はそれ以上だと思います。直接、間接を含めると、**ほとんどすべての細胞の代謝にかかわっている**と考えたほうが自然です。

そこで、**副腎疲労対策としてまず摂るべき栄養素は、「マグネシウム」**です。

マグネシウムは、自律神経、中枢神経、末梢神経、すべての神経の興奮を鎮めます。

逆に、神経を興奮させるスイッチとしての作用を持つのは、カルシウムです。

細胞、神経、筋肉を興奮させるのはカルシウム、ゆるめるのはマグネシウムの役割です。

マグネシウムとカルシウムは拮抗しながら、体の中で働くのです。

また、マグネシウムは、HPA-axis（視床下部―下垂体―副腎の指令系統）において、ストレスに過剰反応している場合は、副腎皮質刺激ホルモン（ＡＣＴＨ）の分泌を低下させ、コルチゾールの過剰な放出を抑制してくれます。

さらに、ミトコンドリアでＡＴＰがつくられる過程において、マグネシウムは必須のミネラルです。ＡＴＰは、マグネシウムが存在しないと機能できないのです。

その他、ホルモン代謝やコルチゾール産生、解毒など、ここでは書ききれないほど多くの代謝反応に、マグネシウムはかかわっています。

副腎疲労の原因には神経系の興奮が必ずあります。その症状として、コルチゾールのアンバランスやエネルギー不足がほぼ100%起こります。

マグネシウムはそれらすべての問題を改善します。それ以外にも、多岐にわたって副腎疲労の改善、予防に貢献してくれます。

マグネシウムの補い方

ほぼすべての穀類と、豆類、ナッツ類、海産物、野菜に含まれます。

海塩、岩塩などの**自然塩**にもマグネシウムは豊富に含まれています。しかし「食卓塩」「食塩」といった精製塩は塩化ナトリウムで構成されるため、マグネシウムはほとんど含まれません。

効率的に摂るなら、サプリメントも良いでしょう。

さらにいうなら、マグネシウムは「経皮吸収」が効果的です。消化管を使うよりも、皮膚から吸収させるほうが吸収効率は良いそうです。

モデルさんのあいだでは、エプソムソルトをお風呂に入れて入浴することが人気であるようです。エプソムソルトの原材料は硫酸マグネシウム。発汗や血行促進、デトックスに効果的なので患者さんにもすすめています。

また、最近アスリートやスポーツ愛好者のあいだで「マグネシウムスプレー」がよく使用されています。これは、筋肉の痛みを軽減するマグネシウムの液体スプレーですが、一般の人にも良いと思います。

○補いたい栄養素2「ビタミンB群」

ビタミンB群は、マグネシウムと同じく、**各種代謝反応の補酵素として働く**ことが主な役割です。

特にミトコンドリアでATPを産生するときには、「解糖系―クエン酸回路―電子伝達系」というすべての経路でビタミンB群が必要になります。逆にいうと、ビタミンB群がないと反応が進まず、ATPというエネルギー源が産生されません。

ビタミンB群が足りているかどうかは、吸収量と消費量のバランスで決まります。**この栄養素の吸収源となるものは当然「食事」です。**さらに、腸内細菌がつくり出す一部のビタミンB群も貢献します。

しかし、多くの現代人は、腸内環境が崩れて腸内細菌からの産生量が減り、また胃腸の消化吸収能力が低下しているため、この吸収量が減っていると推察されます。

またビタミンB群不足は、精製された食べものが増えたことも影響しているでしょう。現代人は特にパンやパスタ、お菓子などの精製小麦や砂糖などの摂取量が多く、その代謝のために**多量のビタミンB群を浪費**しています。

そして、リーキーガットや脂肪肝、慢性咽頭炎、歯周病などやストレスによって、ビタミンB群が多量に消費されている可能性もあります。

「吸収量より消費量のほうが多い」というバランスに傾きつつある現代人にとって、ビタミンB群は、最も不足しやすい栄養素といえるでしょう。

ビタミンB群の補い方

ビタミンB群は、**タンパク質（豚肉や魚）や野菜などを中心として幅広い食材に含まれています。**微量ですが、腸内細菌もビタミンB群を産生しています。

しかし、慢性疲労症状がある場合は、食品だけでは充分ではありません。

そこで、**ビタミンB群はサプリメントで補うことをおすすめします。**

とりあえずはドラッグストアなどで手に入るもので構いません。市販のサプリメントは、医療用サプリメントと比べてさまざまな点で違いがあり、若干の問題はあるものの、まずは試しても良いと思います。効果を感じられなかったり、市販のものが不安であったりするならば、栄養療法の医師に相談すると良いでしょう。

ビタミンB群をムダ使いしないためには、お菓子やラーメン、菓子パン、ジュース、スポーツドリンク、甘い缶コーヒーなど、精製小麦や砂糖の過剰摂取を避けることです。

主食はご飯がおすすめです。胚芽にビタミンB群が含まれているので、できれば**玄米**を。玄米が苦手なら、**胚芽米**も良いと思います。

ビタミンB群のなかでも、特筆すべきはビタミンB12です。これは、神経や血液細胞を健康に保ち、全細胞の遺伝物質であるDNAの生成を助ける重要な栄養素です。

にもかかわらず、ビタミンB12は胃の消化力が落ちると吸収率も大きく下がります。しかも、ほぼ動物性の食品にしか含まれません。

ビタミンB12を摂取するためには、「動物性の食品をとること」「胃の消化力を上げること」が必要になります。

○補いたい栄養素3「タンパク質」

タンパク質は、細胞、筋肉、骨、皮膚、臓器など、体をつくる栄養素です。そして、**酵素やレセプターのもととなり、**体の中で重要な役割を果たします（レセプターとは細胞が情報を受けとるための構造物）。

肉や魚、卵、豆類などの食品をしっかり摂っていても、タンパク質不足になるのは、胃腸の消化吸収能力が低下しているためです。消化吸収能力が落ちていると充分に栄養素が吸収されません。

さらに、ビタミンB6が不足すると、タンパク質の再合成が体内で充分にできません。毎食、肉を食べていたとしても、ビタミンB6が不足していれば、タンパク質も不足している可能性があります。

ラーメンやお菓子などが好きな人も、タンパク質不足に陥っている可能性があります。

タンパク質が不足すると、それを材料とする胃腸の粘膜が弱くなります。そして、酵素自体ができにくくなり、胃酸や消化酵素がさらに分泌されにくくなります。その結果、消化吸収率が下がるのです。

タンパク質の補い方

動物性タンパク質としては肉、魚、卵。植物性タンパク質としては豆類、大豆製品が挙げられます。

動物性タンパク質は、肉牛に肥育ホルモン剤が投与されるといった問題などはありますが、現代では肉を食べる人が多いのが実情です。食べすぎなければ、動物性でも植物性でも、食べたいタンパク質を摂れば良いと思います。

ただし、赤身の肉と加工肉の食べすぎは、発がん率を高めます。牛肉や羊肉は適量がよいでしょう。また、鶏肉はヒ素などが問題になることがあります。

最近はビーガンやベジタリアンの人も増えました。スポーツ界でも、「ビーガンのほうが筋肉の質が良い」という人もいます。植物性のタンパク質であっても、充分量を摂れば問題ありません（※ビーガンとは、はちみつや乳製品も摂らない完全菜食主義のこと）。

タンパク質を効率よく消化、吸収するためには、食事の際にレモン水や梅干しなどを利用し、胃酸が出やすくなるようにしましょう。

大根おろしを付け合わせたサンマの塩焼き、ハワイアンステーキや酢豚などは、パイナップルなどの消化酵素が豊富なフルーツと一緒に調理しており、消化、吸収を促進するうえで理に適《かな》っています。

また、プロテインの愛用者も少なくないと思います。

プロテインドリンクは、「カゼイン」「ホエイ」「ヘンプ（麻）」「ソイ（大豆）」「ピー（豆）」などのタイプがありますが、どれが良いかは目的によって異なります。避けるのが賢明なのは「カゼイン」です。これは、リーキーガットを引き起こす可能性も指摘されています。

プロテインドリンクの注意点は、消化吸収能力が低い状態で飲んでも、効果がないことです。タンパク質は吸収されず、腸が荒れるだけです。

高齢者や慢性疲労の人は、スポーツクラブなどですすめられても、体調とよく相談してからにしてください。

さらに最近では、BCAA入りのプロテインも人気です。BCAAとは、バリン、ロイシン、イソロイシンの三つの必須アミノ酸のことです。タンパク質が既にアミノ酸の状態になっているため吸収しやすく、タンパク質合成を促進します。またインスリンの抵抗性を改善するメリットもあります。

ただ、筋トレをしない人がBCAAを大量に摂ると、脳の中へ優先的に入り、精神を安定させるセロトニン産生を低下させ、うつ状態を引き起こす可能性もあります。BCAA入りのプロテインは、筋トレをするときや、低タンパクを改善したいときにだけ摂るようにしましょう。

○補いたい栄養素4「ビタミンD」

ビタミンDは、体内で生成できる栄養素です。太陽光線を浴びると、ビタミンDが産生されます。

働きとしては、**カルシウムの吸収のほか、免疫のコントロール**をします。**ビタミンDが不足すると、免疫調整がしづらくなり、腸壁のタイトジャンクションを守れなくなります。**その結果、リーキーガット、アトピー性皮膚炎、花粉症、がん、アレルギー性鼻炎などを発症しやすくなり、**コルチゾールの大量分泌によって副腎疲労を招く**のです。

他にも、ビタミンDは遺伝子のスイッチのオン、オフをコントロールします。また、抗酸化作用、血圧降下作用といった多様な機能をもっています。

一般的な統計では、日本人の半分以上がビタミンD不足です。

私のクリニックでは患者さんの9割以上が不足しています。**副腎疲労になると、ほぼ全員がビタミンD不足です。**

不足する理由は、太陽光線を浴びる機会が非常に少ないこと。

人間の体は、「ほぼ半裸での洞窟生活」をベースにつくられてきました。ところが文明が生まれて以降、私たちは服を着て太陽光線を遮断し、屋内にいる時間が長くなっています。日光を浴びる量は、原始時代に比べれば圧倒的に不足し、その結果、ビタミンDも足りなくなってきているのです。


ビタミンDが不足すると、やる気を促すドーパミンが産生されにくくなり、気力が失われ、うつ状態になります。

フィンランドやシカゴなど、緯度の高い地域では抑うつ症状がよく起こります。これは、日に当たる量が少ないため、ビタミンDが不足することで起こる「冬季うつ」です。

ビタミンDの補い方

まず、**日光を浴びましょう。**日が暮れてから散歩をするのではなく、太陽が出ている間に散歩をすると良いでしょう。

日照量の少ない12月の正午の場合、沖縄では約8分、関東地域では約22分、北海道では約76分間は日光浴が必要です。その時間まで日光浴をしないと、ビタミンDの必要量が生成されないことが明らかになっています(平成25年8月29日〈木〉独立行政法人国立環境研究所　地球環境研究センターの研究より)。

そして、**日焼け対策をしすぎないこと。**

今は子どもにも、皮膚がんにならないように日焼け止め(サンスクリーン)を塗ることが少なくありません。確かに24時間365日、日光を遮ることのない状態で生活すれば、太陽の浴びすぎです。しかし、現代生活でそうなることはあり得ません。

私からすれば、問題なのは太陽光線ではなく、むしろ日焼け止めなのではないかと思います。さらにビタミンD不足に拍車がかかれば、がんを助長することも考えられます。

食事では、サケなどの動物性食品や、干し椎茸を積極的にとると良いでしょう。また、ビタミンD3のサプリメントは、コストパフォーマンスが抜群です。安くて、多彩な機能を持ちます。ドラッグストアで販売されているサプリメントでも効き目はあります。

なお、サプリメントとして摂るときは、「ビタミンD3（コレカルシフェロール）」（非活性型）がおすすめです。薬として処方される「活性型ビタミンD（1.25OH-VD）」ではありません。

○補いたい栄養素5「亜鉛」

亜鉛は、消化酵素など、200種類以上の酵素の活性にかかわっています。不足すると酵素活性が低下し、細胞の機能も低くなります。また、**ミトコンドリアのATPをエネルギー化する機能にも影響を与えます。**

さらに亜鉛は、細胞のタンパク合成のカギとなります。

その理由を説明しましょう。

まず、細胞がタンパク合成をする際、必ずDNAを読みとる必要があります。DNAには「タンパク質をどうつくっているか」という設計図が書かれています。その設計図を読むためにDNAの二重結合（水素結合）を開く必要があるのですが、この仕事をするのが「亜鉛を含んだ酵素（Zinc finger）」なのです。ですから、亜鉛が不足すると、タンパク合成がうまくいきません。

亜鉛不足の典型症状は、味覚の低下です。

また、亜鉛は細胞の再生を促す働きもあるので、不足すると傷が治りにくくなります。男性は精子の数量に影響が出ます。女性は髪が抜けやすくなり、爪が弱くなります。

亜鉛の補い方

亜鉛は、牡蠣などの魚介類や動物性タンパク質、ナッツや豆類、そして野菜全般に多く含まれます。

ただ、現代人の亜鉛不足の原因は、野菜や豆類の亜鉛の含有量が低下してきたことや、消化吸収力の低下、吸収を阻害するシュウ酸などの影響が考えられます。

また、運動をして汗をかくと、亜鉛は汗とともに体内から出ていってしまいます。ATPをつくったあとも、尿としてマグネシウムなどとともに排泄されます。

ですから亜鉛は、意識的に補充したほうが良いでしょう。

その場合は、サプリメントが有効です。継続的に摂ると、てきめんに爪や髪の毛が丈夫になっていきます。

○血糖値が乱高下する「血糖値スパイク」

食後に「わけもなくイライラする」「耐えがたい眠気がおそう」「疲労感が強まる」「動悸」「体温上昇」という症状が現れると、血糖値スパイクの可能性があります。

通常、空腹時の血糖値は90mg／dLぐらいが標準です。食事をすると、その血糖値は一時間ほどで120mg／dLくらいまでゆるやかに上がります。そして二時間ほど経過すると、血糖値はもとに戻ります。

ところが、リーキーガットや慢性炎症症状などがあると、食後の血糖値が一気にはね上がり、いきなり200mg／dLを超えることもあります。

血糖値スパイクがある人は、一回の食事のたびに、血糖値が三〜四回は乱高下します。

このように血糖値の急激な乱高下を繰り返すのが血糖値スパイクです。乱高下の回数だけコルチゾールも急放出されるので、酷使される副腎はたまったものではありません。

そして、耐えがたい眠気は、食後30分で起こることもあれば、食後三〜四時間で起こることもあります。動悸が起こるのは、血糖値の上昇とともにアドレナリンが分泌されているためです。

血糖値スパイクがある人は、次のような状態を抱えていると考えられます。

- 体のどこかにコントロールされていない慢性炎症がある（リーキーガット、歯周病、慢性上咽頭炎、副鼻腔炎、アトピー性皮膚炎など）
- 甘いものを常飲常食し、過剰な糖分摂取で膵臓が疲れている
- 亜鉛やクロム、マグネシウムなどのミネラル不足である
- 重金属や化学物質が体内に蓄積している
- 筋肉が少なく、定期的な運動をしていないので筋肉量が少ない
- その他のインスリン抵抗性を上げる因子がある

ただ、通常の健康診断では、空腹時の血糖値を測ります。現行では血糖値スパイクを発見するのは難しいでしょう。心配であれば、専門のクリニックで調べることをおすすめします。

最近は、携帯型持続血糖モニタリングシステム（TERUMO社Dexcom G4 PLATINUMシステムなど）も開発されています。それらを使い評価することもとても有用です。

○ 消化のメカニズムが発動される三つの相

ファストフード店や牛丼店は、30秒も待たずに食事が出てきて、数分でかきこんで店を出ることができ、忙しい人には助かるでしょう。

ただ、このような状況だと体は食べる準備ができていないので、充分な消化、吸収は難しくなります。

しっかり消化、吸収するには、胃腸の機能を高めること。そのためには、食事をゆっくり味わう環境づくりも大切です。

消化のメカニズムが発動される三段階として、「脳相」「胃相」「腸相」という言葉があります。

胃に食物が入ったときの物理的刺激で胃液の分泌が亢進します。これが「胃相」です。胃の内容物が十二指腸に移動すると、消化酵素、ホルモンなどが分泌されます。これが「腸相」です。

そして、現代人にとって重要であるにもかかわらず非常に軽視されているのが「脳相」です。

私たちが子どもだった頃、朝の半覚醒の状態で、お母さんが野菜などを刻む音を聞き、味噌汁のにおいをうっすらと嗅いで、「ああ、朝ごはんをつくっているんだなあ」と感じていたと思います。この感覚が、食事の最初の準備段階でした。こうして食事を待つあいだ、消化管から消化液を出し、胃が食べる準備を行ないます。

そして、カラフルな料理やきれいな盛り付けを見て、おいしそうと思います。

消化は、食べる前から始まっています。そして、目で見ておいしそうと思うこと、よく噛むこと、しっかり味わうこと。これらすべてが脳相なのです。

たとえば外食するときも、私は**料理と一緒にお茶やハーブティーをオーダーし、先に持ってきてもらいます。**そして、**食事の前にお茶を飲み、リラックスする**時間を意識的にもつようにしています。

目で見て味わい、よく噛んで味わい、楽しんで食事をしてもらいたいと思います。

第6章

副腎疲労をきっかけに生き方を見つめ直す

香川さん、休暇をとって人生を見つめ直す

ようやくとれたリフレッシュ休暇では、一切仕事のことを考えないと決めた香川さん。久しぶりにゆったりとした気持ちで家族と過ごすことができた。改めて子どもたちと話をすると、思った以上に成長していることに気づいた。そのことを妻に話すと呆《あき》れられたが、それもまた楽しい反応だった。

時間ができたので、以前から行ってみたかった場所に、一人ぶらりと出かけてみた。心が解放されるような自然に囲まれて、しばらく人生に思いを馳せてみる。

自分は何のために働くのか、何のために生きるのか、自分にとって幸せとは何か。

家族、仕事の仲間たち、お得意様、みんなが幸せになってほしい。何よりも、

自分自身が充実した人生を送りたい。そのために自分は働くのだろう。

だからこそ、忙しさのなかで消耗していてはいけない。より良く生きるために、日常生活から変えていこう。なんなら、何か趣味を始めるのもいい。そして、もっと家族との時間も大切にしていこう。

副腎疲労のおかげで人生をリセットしようと思えた香川さん。最近は、夫婦関係も修復されつつある。副腎疲労はつらかったけれど、感謝でいっぱいになった。

○ 24時間戦った末の「5時から男」

「24時間戦えますか」。昭和の終わりのバブル真っただなか、こんなキャッチフレーズが流行りました。栄養ドリンクのテレビCMの話です。

そして平成になると、別の会社の栄養ドリンクで、「5時から男」というフレーズのテレビCMが現れました。これは、日中やる気のないサラリーマンが、夕方5時になると元気になってしまうという内容です。

この流れがまさに副腎疲労を想起させるのです。


健康な人の場合、朝6〜8時頃をピークに、コルチゾールが放出されます。これは、活動するために必要だからです。そして、夕方以降は必要な体を休めるためにコルチゾールの分泌が減少します。

しかし、副腎疲労の場合は違います。初期は24時間戦っているような人で、コルチゾール値は一日中高めです。しかし戦い疲れてくると、朝から昼にかけてのコルチゾール値さえも低下し、全体的に低くなります。夕方5時以降はコルチゾールがさほど必要ない時間帯なので、分泌量が低くても元気が出てしまいます。

まさに、コルチゾール全開で「24時間戦った人」の副腎は疲れ果て、典型的な副腎疲労の症状である「5時から男」になってしまうのです。

私自身も、今から八年前、病院勤めをしていた頃はまさにそのような状態でした。朝から昼すぎまでは、積極的に仕事をする気が起きません。朝起きて職場に行くのが非常につらく、使命感だけで働いているような状態でした。何とかギリギリ救急患者さんだけを対処して、それ以外の時間は座っているか、横になって休んでいました。

ところが、夕方以降は体にパワーが出てくるため、夕方5時頃に病棟に行き、夜中まで猛烈に仕事をしていました。

当時勤務していた病院では、夕方5時頃は、看護師さんの交代時間です。夜間勤務で人手が少なくなる時間帯に、看護師さんはどんどん新たな仕事を入れられ、さまざまな指示や作業につき合わされて、さぞ迷惑だったでしょう。

当時の私は、まさに24時間戦い疲れた末の「5時から男」だったのです。

動物にとって、夕方以降は体を休める時間です。

夜間勤務の人は仕方ありませんが、本来は、日が落ちてなお、煌々《こうこう》と光る蛍光灯の下に長時間いてほしくはありません。

特に副腎疲労の場合、なるべく夕方以降は、仕事や照明、環境を含め、交感神経をたかぶらせないように工夫することが大切です。

○居酒屋ではなくカフェで一人の時間をもつ

多くのビジネスマンが、居酒屋などに寄ってちょっと一杯、というのは、オンからオフへと自分自身を切り替えるための時間が欲しいからだと思います。

しかし、医師の私からすると飲酒は避けてもらいたいものです。

もし、静かな喫茶店やカフェが近くにあるなら、そういう場所で自分の時間をもつのがいいと思います。

私も朝早くに家を出て、帰宅するのは夜12時頃です。クリニックではスタッフに囲まれ、ずっと患者さんを診ています。こういう生活は、やはり疲労の原因になりがちです。

そこで私は帰宅前に静かな喫茶店に寄ることがよくあります。そこでは、調べ物をしたり原稿を書いたりして、診療以外の仕事をしているのです。一人になれるのはこのときだけ。私にとって貴重な時間です。

カフェインレスの飲みものがあるならそれがベストです。ただ、香りに癒されるのであれば、たまにはコーヒーもいいのではないかと思います。あまり生真面目に考えないでゆったり過ごすことです。

○湯船に浸かる習慣を

慢性疲労の患者さんに生活習慣を聞くと、大半はシャワーをさっと浴びるだけで入浴を済ませています。特に一人暮らしとなると、100％といっていいほど、シャワーのみの人ばかりです。これでは日中の疲れはとれません。

できるだけ、湯船に浸かることをおすすめします。**40度くらいの少しぬるめのお風呂に20分くらい浸かり、ボーッと過ごす**と、緊張がゆるみ、血行も促進され、自律神経のバランスもとれます。湯温が41度を超えてくると交感神経が優位になってしまうので、リラックスには向きません。

お風呂に浸かるときは、入浴剤を活用しましょう。

私は「エプソムソルト」と「Hot Tab」という重炭酸入浴を何年も続けています。「エプソムソルト」は、硫酸マグネシウムが原材料。ソルトとありますが、正確には塩ではなくマグネシウムです。マグネシウムを皮膚から吸収させることで交感神経がゆるみ、体はエネルギーを出しやすくなります。また、デトックス効果もあります。

重炭酸入浴は、商品名『薬用Hot Tab重炭酸湯』（株式会社ホットアルバム炭酸泉タブレット）を湯船に入れて入浴します。重炭酸イオンで毛穴もすっきり。芯まで温まり、体もほぐれてきます。

どちらもネットで手軽に入手できるので試してみてください。

○マインドフルネスをとり入れる

クリニックを訪れる副腎疲労の患者さんに多いのが、生活パターンや食べたものなど、どんなことも細かくメモする几帳面なタイプの人です。行動を記録することにエネルギーをとられすぎると、かなりストレスになりますし、副腎疲労を引き起こす要因になります。

世界的に知られている性格診断法に、ＡＢ診断というものがあります。

タイプＡは、頑張り屋で、がむしゃらに働く人です。このタイプは、体を酷使しすぎて心筋梗塞などを引き起こし、突然死しやすいといわれています。

タイプＢは、あっけらかんとした楽天家タイプです。さほどストレスを感じず、あまり感情を溜め込まないので、病気になりにくいといわれています。日本人に多いのは、タイプAでしょう。

最近はタイプCも注目されています。感情を溜め込み、がんになりやすい性格といわれます（『がん性格―タイプC症候群』リディア・テモショック／ヘンリー・ドレイア著・創元社）。

また、日本人は内省的な気質を持つ人が少なくありません。

内省型の人は、一日に一回、一人になって自分の生き方を深める時間をもつことが必要です。その時間がないと、精神が消耗し、疲れ果ててしまいます。

ヨガや瞑想、ゆっくりしたペースの呼吸法など、マインドフルネスな時間をもつようにしましょう。私自身は日々、TM瞑想を行なっています。

あるいは、**自然のなかや緑の公園などをゆっくり散歩するだけでもかまいません。**

○一日15分情報を遮断する

副腎疲労になる人は、常に「何かをしている」というタイプの人が少なくありません。

時間があればスマホでメールチェックや調べ物、ニュースや動画なども見て、かたときも気が休まりません。さらに仕事のことも同時進行で考えています。本人はそれほど意識していないかもしれませんが、頭は常にフル回転です。

また、スマートフォンやパソコンのブルーライトは、交感神経の緊張、そして脳疲労につながるので問題です。

そんな現代人がリラックスする時間を確保する方法は、**「一日一回、15分、完全**

に情報を遮断すること」です。

スマホもパソコンもテレビも新聞も見ず、音楽も聞かずに過ごします。

何もしない時間を意識的につくり、その時間を徐々に長くしていくのです。

何もしないことに苦痛を感じるかもしれませんが、15分でかまいません。静かな時間を持ち、自分と向き合い、体の声、心の声を聴いてほしいのです。

そういう時間が、健康に対する意識につながり、人生の質を上げていくことになります。

○日記を書く

きっちりと計画を立てて行動するタイプの人は、日記を書くことをおすすめします。**毎日決まった時間に同じことをすることが安心感につながる**でしょう。

最近、「筆記開示（エクスプレッシブライティング）」が注目されています。**不安などの感情やストレス、今自分が思っていること、感じていることをただ書き出すだけで、幸福度が上がる**というのです。書き綴るうちに、体の不調が改善される例もあるそうです。

感情を溜め込んでしまう人は、ぜひ思いつくままに、怒りも悲しみも喜びも書き出してしまいましょう。書き出すことで、自分を客観視できるようになり、感情に振り回されなくなるでしょう。

○通勤のストレスを軽くする

私が常々危惧しているのは、大都市の通勤電車です。

副腎疲労を訴えて私のクリニックを訪れる患者さんは、千葉や埼玉などの近郊に暮らし、都心部に通勤する人が少なくありません。

朝、家を出るのは6〜7時。聞くと、7時の時点ですでに電車は満員なのだそうです。その状態で一〜二時間も電車で過ごすのは、体にも心にも大きな負担です。

世の中では、働き方改革が進み、サテライトオフィスや在宅勤務が導入され始めています。

状況が許されるのであれば、疲労がひどいあいだだけでも、こうした制度を利用して、心身のストレスを減らすのが良いと思います。

また、一部の鉄道では、京王ライナーや湘南新宿ラインのグリーン車など、指定席でゆったり乗れる通勤車両も導入されています。

体調と相談しながら、無理せず利用すると良いのではないでしょうか。

○仕事を周りに任せていく

組織のトップに立つような人たちは、そもそも副腎が強靭《きょうじん》であるように見受けられます。一様に男性ホルモンの分泌量が多く、一般の人たちよりも、パワフルに、エネルギッシュに働いている印象です。

しかし、本人が気づかぬうちに体は悲鳴をあげ、最終的には倒れてしまう不幸を、私は過去に何度も目にしました。

かつて私が救急外来に勤務していた頃、中小企業の社長さんが病院にかつぎこまれました。

その人は、搬送される一ヵ月前から発熱が続いていました。数日前から39度、40度の高熱に侵され、解熱剤などでごまかしながら我慢しているうちに、ショック状態となり、救急搬送されたのです。

救急外来に運び込まれてきたときの白血球の数値は、20,000/μLを超えていました。急性白血病です。白血病は免疫力を低下させます。その症状が放置されて、細菌や炎症性物質が血液中を巡ってしまう、敗血性ショックを併発。すでに命に関わる重症状態に陥っていました。

「1ヵ月も前から熱があったのに、なぜもっと早く受診しなかったのですか」

「私が入院すると会社が回らなくなるから、そんなことはできません。今日もできれば点滴だけして帰りたい」

中小企業の社長さんって何て大変なんだ、と私は思いました。

基本的に、経営者や大学教授など、責任ある立場の人は、自分の健康が経営や組織運営に響くことを自覚されていますから、意識して健康診断を受けていることが多いようです。私のクリニックにもそういった方がたくさんいらっしゃいます。

ただ、彼らはとても元気なのですが、検査をしてみると細胞の状態がボロボロであることが少なくありません。

普通の人は働きすぎて疲労を感じる状態でも、組織のトップでエネルギッシュに動いている人たちは、疲労を感じにくいのです。そしてある日、心筋梗塞や脳卒中でいきなり倒れたりします。

組織というのは、誰かがいなくなっても、他の人がそれを支えるようにできています。倒れるまで働き続けて、この世からいなくなってしまうほうが会社にとっては損失です。

「あなたが少しのあいだいなくても、会社は無くなりません。他の人が頑張ってくれます。でも、あなたが亡くなってしまったら、会社も無くなりますよ」

社長さんにはそう説得して入院してもらいました。

経営者に限らず、あらゆる働く人には、静かに自分の体の声に耳を傾ける時間をもってもらえたらと思います。

○ 副腎疲労をきっかけに生き方を変える

働きながら副腎疲労を治療する場合、軽症なら治りますが、中等度以上の症状になると、完治までに時間がかかります。そういうときは、一度休職し、ゆっくり休んだほうが早く治ります。短くても三ヵ月、できれば半年間は欲しいところです。

私の患者さんには重症な人も多く、なかには、一年以上休職するケースも少なくありません。

日々、仕事に追われていると、人生について考える時間もありません。

副腎疲労は治療も大切ですが、生き方を見直すことも必要になります。

休息をとり、「なぜ自分はこの病気にかかってしまったのか?」「これからどう生きるべきか」を考える、絶好のタイミングだと思います。

ある大手企業の営業職をしていた男性。

副腎疲労になり、私のクリニックにやってきました。

当初は、東京で働きながら治療をしていましたが、仕事の業務量は改善されず、なかなか体調が良くなりませんでした。

コルチゾールの数値が回復したかと思っても、仕事をしているためか、ちょっとしたことで数値がまた落ちてしまうのです。休職することをすすめたところ、半年ほど休むことになりました。

そんなことを繰り返しているうちに、実家のある福岡に帰ることを決意。家族とともに東京から福岡へと引っ越したのです。

その後は、PCやスマホを通して、東京から遠隔診療、治療を行ないました。

あるとき彼は、「営業の仕事は自分には向いていなかった。好きでもないのにこの仕事をしていた」と気づきました。

これは大きな発見であり、決断でもありました。彼は退職し、やってみたいと思っていたことを始めています。もちろん副腎疲労も改善しています。

○最近は子どもも疲れている

学校に行けない、朝起きられないといった症状をもつ子どもたちが、慢性疲労を訴えて、親に連れられて受診することが増えてきました。子どもも、生活や人間関係に疲れているのです。

昔は、「子どもは遊ぶのが仕事」といわれていましたが、現代の子どもは大人並みに多忙です。朝から夕方までは学校、夜は塾や習い事で気が休まる時間がありません。

なかには、朝の6時に家を出る子どももいます。部活の朝練や、遠方の私立の学校に通うためです。私の患者さんでは、通学時間が二時間という子もいました。そして塾で遅くまで勉強し、帰宅して夜遅くに寝る。そんな生活を続けていては、相当なストレスがかかり副腎が疲れてしまいます。

またスマートフォンは、SNSを通じて、人間関係による疲れを助長します。仲間からのメッセージに返答し続ける行為は、心身に緊張を強いるのです。

友達関係に疲れて、学校に行けなくなった子もいます。「同級生と一緒にいたり、話したりするのは気疲れする」というのです。その気持ちはわからなくもありません。

我々大人が子どもであった頃にはなかった、**SNSによる子どもたちの新たな人間関係。これには高度なコミュニケーションが必要です。そのうえ、帰宅後も続くため、常に神経を緊張させる可能性があります。**

このような状況で副腎が疲れると、血圧を維持できず、サーカディアンリズムが崩れ、朝に起きられなくなることなどが起きます。

「起立性調節障害（自律神経失調症の一つ）」「体位性頻脈症候群」「不登校」は副腎疲労が原因であることが多いと私は感じているのですが、ほとんどの医師は**「副腎が原因である」**という事実に気づいていません。

○子どもの慢性疲労は生活習慣から改善を

すでに慢性疲労症状が出てしまっている子どもは、生活リズムが崩れ、昼夜逆転や不眠症に悩まされています。このような治療をする際は、親御さんに協力してもらいながら、生活リズムを改善し、刺激を減らしていきます。

理想的には、**夜7時ごろまでに夕食を済ませ、夜8時ごろまでに入浴を終える**ようにします。入浴はシャワーだけでなく、40度程度の湯船にしっかり浸かります。その後は室内を**間接照明もしくは暖色系の蛍光灯**に変えて、光の刺激を落とし、徐々に眠りやすい環境をつくります。

睡眠ホルモン「メラトニン」は夜9時頃から分泌されるのですが、夜になっても煌々とした照明の下にいたり、スマホやPCのブルーライトを浴びていると、交感神経を刺激し、メラトニンを分解してしまいます。

ですから夜9時以降は子供にスマホやPCを使わせません。どうしてもこれらに触れなければならない場合は、**機器にブルーライトカットのシールを貼るか、輝度を落とすなどします。**

こうした**生活リズムの改善などを積み重ねていくと、子供の慢性疲労は数ヵ月〜一年ほどで改善**していきます。

○倒れるまで自分を酷使しても誰も喜ばない

副腎疲労の患者さんを見ていると、自分のための人生を生きるより、家族や会社のための人生を優先して、自分を追い詰めているように見えます。

体力を超えて働き続ける心の奥には、何があるのでしょうか。

『たくさん働いている自分』を他人に見せておかないといけない」「頑張らなければ自分の価値を認められない」「人のため、誰かのために働いてこそ、自分の価値がある」といった思い込みがあるような気がしてなりません。

もちろん、誰かのために生きることは尊く、頑張るモチベーションになります。

しかし自分の命を削ってまでも、特別好きでもない仕事や、不可能なほどの超過勤務をこなすのは良いことでしょうか。

家族を養い、社会を支えていくのは、人としての使命かもしれません。

しかし、**自分を酷使してまでやるのは、誰も喜びません。**これは私自身が副腎疲労になったことからも断言できます。

私は八年前、副腎疲労になったことで、ほぼ365日働き続けるのをやめました。

現在は病院勤めをやめて、クリニックを開業し、仕事のペースを調整できるようにしました。といっても、現在も朝7時すぎには仕事を始め、夜11時すぎまで働いていることも多いです。他の人から見れば、以前と同じく働きすぎに見えるかもしれません。

しかし私は副腎疲労になって、自分の限界を知りました。当直や徹夜で働くことをしなくなっただけでも、「ムリをしなくなった」と思っています。

さらに、**体の声を聞き、自分の検査も繰り返し行ない、それに応じた対策を常にとっていますし、必要なときには休んでいるので、意外と元気です。**昔のように無茶な状態にならないように心がけています。

もともと私は、「人の期待にはできるだけ応えたい」という性格です。「自分を犠牲にしてでも人の役に立ちたい！」と、無理して頑張ってきました。

しかし限界はあります。

人のために時間を使うのも良いけれど、自分自身をもっと大切にする。
自分を犠牲にしない。
自分が幸せでないと、他人を幸せにすることはできない。

副腎疲労は私にさまざまなことを教えてくれました。今では、この経験に感謝さえしています。

○「副腎疲労かも」と思った人へ三つのメッセージ

慢性的な疲労感があり、副腎疲労かもと思った人に、ぜひ気にかけてほしい三つのことがあります。

一つ目は、**自分の体の声を聞く**ことです。

肩こりや頭痛、不眠は大したことではないと思うかもしれませんが、体からの大事なサインです。それを無視しないでください。

マッサージに行って体をケアする、食事や生活パターンを振り返る、ひどい状態なら病院に行くなど、対処してほしいと思います。

二つ目は、**自分の心の声を聞く**こと。

体を酷使して「もう限界」という声が聞こえたら、しっかりと休むことです。

「自分はこの状態から逃げられない」「この仕事を続けなければならない」という制限をかけないでください。

自分が本当に望んでいること、やりたいことに気づき、良い意味で「自己中心的」に生きることが重要だと思います。

人や社会に尽くすために頑張ることも大切ですが、同じくらい、**あなたが幸福に**

一生を送ることも大切です。

アーユルヴェーダの教えのなかには、**「サットヴァ」**という概念があります。サットヴァとは、**愛や喜びなどの至福の質であり、それが人の体に備わっている**というものです。つまり、**あなた自身が幸せになることも、大きな意味での「健康」**なのです。

「限界だ」と思う心は、あなたが幸福ではない道を歩んでいるという重要なサインです。それを見逃さないでください。「もうつらい」と思ったら、「ではどうすればつらくなくなるのか」「自分も家族も幸せになる方法は何か」を少し考えてみてほしいのです。

私自身も副腎疲労をきっかけに大きく変わりました。

たとえば、救急医と並行して栄養療法の外来診療をしていた頃、「そんなものには効果がない」と他の医師にいわれたことがありました。

しかし、私自身が副腎疲労によって命が限界まで追い込まれ、さらにそれを改善させたという実体験から、そのときすでに、自分の治療法に確信をもつようになっていました。ですから、周りから何をいわれようとも心がブレなかったのです。

そして、自分が確信する治療法で結果を出していくと、最初は批判していた医師も理解を示し、最終的には協力してくれるようになりました。

現在も、直接あるいは陰で私を非難する医師もいます。たしかに栄養療法はまだまだ異端と見られることもあります。

しかし、自分がこの**人生で本当にやりたいことを考えると、そんな横ヤリにいちいちかまっているヒマはありません。**そこにエネルギーをとられるのは、副腎のムダ遣い、命のムダ遣いです。だから、外野の批判がまったく気にならなくなったのです。

自分軸で生き始めると、意味のない外野の声や他人の目、評価は全く気にならなくなります。

自分軸で生きるとは、自分を大切にし、自分を信じて、良い意味で「自己中心的に」生きていくことなのです。

三つ目は、**少しでも体に良い生活習慣に変える**こと。

日々の小さな習慣が、人生をかたちづくります。健康で働きたい、家族も会社も支えたいと思うのであれば、自分を痛めつけるような生活ではなく、自分を労《いたわ》る生活習慣に変えましょう。

それは食べものも同じです。ただ、100点満点を目指す必要はありません。生活習慣を変えること、食べるものに気をつけること自体がストレスになってはいけないからです。

あなたはかけがえのない存在です。

ぜひこの機会に、生き方を見つめ直してみられるといいのではないかと思います。

おわりに

副腎疲労になると、気力や体力が落ち、思うように動けなくなります。

しかし、逆の発想をしてみると、副腎疲労はあながち悪いものではないかもしれません。


コルチゾールの分泌が続くと、体の緊張が続き、脳神経や腸粘膜の萎縮が起こり得ます。これは命にとって危険な状態です。

そうならないように、脳が指令を出し、コルチゾールの分泌を止めているのです。

もうあなたが頑張りすぎないように。あなたの体がこれ以上、ボロボロにならないように。

ウイルス感染などがベースにある場合は、コルチゾールを低下させ、体を休ませて、免疫を上げ直そうとします。体のホメオスタシスが、あなたの**健康を守るために、わざと体をスリープモードにしてくれている**わけです。

コルチゾールが十分に出て、やる気がいっぱいの状態はとても気分が良いように感じるものですが、それが続けば体はおかしくなってしまいます。やはり、コルチゾールの分泌が抑制されて、休む時間も必要です。

善玉菌がいれば、悪玉菌もいます。交感神経があれば、副交感神経もあります。アーユルヴェーダの教えのとおり、「すべてはバランス」なのです。

疲れてしまう自分、怠けてしまう自分を恥じることはありません。

休むこと、寝ることも仕事なのだということを忘れないでください。

副腎疲労をきっかけに、生活習慣や働き方を見直してみましょう。

そして、元気をとり戻したら、再び副腎疲労にならないように、自分自身を大切にして、予防に努めていただければと思います。

病は人生そのものを見つめ直し、生き方を変える良い機会になります。

最後までお読みくださりありがとうございました。

この本が、あなたのクオリティ・オブ・ライフに役立つことができれば幸いです。

令和二年　三月

ナチュラルアート　クリニック（四ツ谷）院長

御川安仁

〈著者略歴〉
御川安仁（みかわ・やすひと）
ナチュラルアート クリニック（四ツ谷）院長、統合医療ドクター。平成7年岡山大学医学部卒業。麻酔科指導医・専門医、救急専門医、統合医療認定医、抗加齢医学専門医。
あらゆる薬剤やテクニックを用いて「人間の生理機能を意図的にコントロールする」ことで「体を守る」医療を習得。災害派遣医療チーム（DMAT）のチームリーダーとして東日本大震災に出動。国立国際医療研究センター救急部、川口市立医療センター救命救急センター医長、愛宕病院ER-救急蘇生センター救急部長などを歴任。平成17年より「病気にならないようにする、できるだけ薬を使わずに治療する」ため、補完代替医療、分子整合栄養医学を学び、独自の理論で副腎疲労やうつ症状、アレルギー、がんなどを治療。平成27年に開業。雑誌、テレビ、ラジオなどメディア出演多数。https://naturalartclinic.com/

プロデュース／水原敦子
編集協力／半澤絹子
イラスト／佐藤末摘（P36、P51、P93）
ブックデザイン／小口翔平＋喜來詩織（tobufune）
ＤＴＰ／キャップス（作図 P17、P122）

疲れがとれない原因は副腎が9割

2020年3月22日　初版発行
2022年8月2日　3刷発行

著　者　御川安仁
発行者　太田　宏
発行所　フォレスト出版株式会社
〒162-0824 東京都新宿区揚場町2-18　白宝ビル7F
電話　03-5229-5750（営業）
　　　03-5229-5757（編集）
URL　http://www.forestpub.co.jp

印刷・製本　中央精版印刷株式会社

ISBN978-4-86680-806-2　Printed in Japan
乱丁・落丁本はお取り替えいたします。